新世纪全国高等中医药院校创新教材
中医医术确有专长考试系列指导用书

穴位埋线系列丛书
丛书主编　石学敏　杨才德

中医医术确有专长
——穴位埋线（长效针灸）优势病种专家共识

主　编　杨才德（兰州大学第一医院东岗院区）
副主编　李登科（兰州大学第一医院东岗院区）
　　　　马重兵（兰州大学第一医院东岗院区）
编　委　梁繁荣（成都中医药大学）
　　　　杨建宇（《光明中医》杂志社）
　　　　何天有（中国中医科学院）
　　　　严兴科（甘肃中医药大学）
　　　　周　钰（新疆医科大学第一附属医院）
　　　　惠建荣（陕西中医药大学）
　　　　王念宏（复旦大学附属华山医院）
　　　　白　丽（新疆医科大学药理教研室）
　　　　李　璟（上海中医药大学附属岳阳中西医结合医院）
　　　　杨改琴（陕西省中医院）
　　　　林万庆（福建中医药大学附属人民医院）
　　　　杨光锋（湖北枣阳厚德康复医院）
　　　　杨傲然（首都医科大学附属北京康复医院）

中国中医药出版社
·北　京·

图书在版编目（CIP）数据

中医医术确有专长：穴位埋线（长效针灸）优势病种专家共识 / 杨才德主编 .—北京：中国中医药出版社，2020.5

（穴位埋线系列丛书）

ISBN 978-7-5132-6160-9

Ⅰ. ①中… Ⅱ. ①杨… Ⅲ. ①穴位疗法－埋线疗法 Ⅳ. ① R245.9

中国版本图书馆 CIP 数据核字（2020）第 041255 号

中国中医药出版社出版

北京经济技术开发区科创十三街 31 号院二区 8 号楼

邮政编码 100176

传真 010-64405750

河北品睿印刷有限公司印刷

各地新华书店经销

开本 787×1092 1/16 印张 8.75 彩插 0.5 字数 176 千字

2020 年 5 月第 1 版 2020 年 5 月第 1 次印刷

书号 ISBN 978-7-5132-6160-9

定价 60.00 元

网址 www.cptcm.com

社长热线 010-64405720

购书热线 010-89535836

维权打假 010-64405753

微信服务号 zgzyycbs

微商城网址 https://kdt.im/LIdUGr

官方微博 http://e.weibo.com/cptcm

天猫旗舰店网址 https://zgzyycbs.tmall.com

如有印装质量问题请与本社出版部联系（010-64405510）

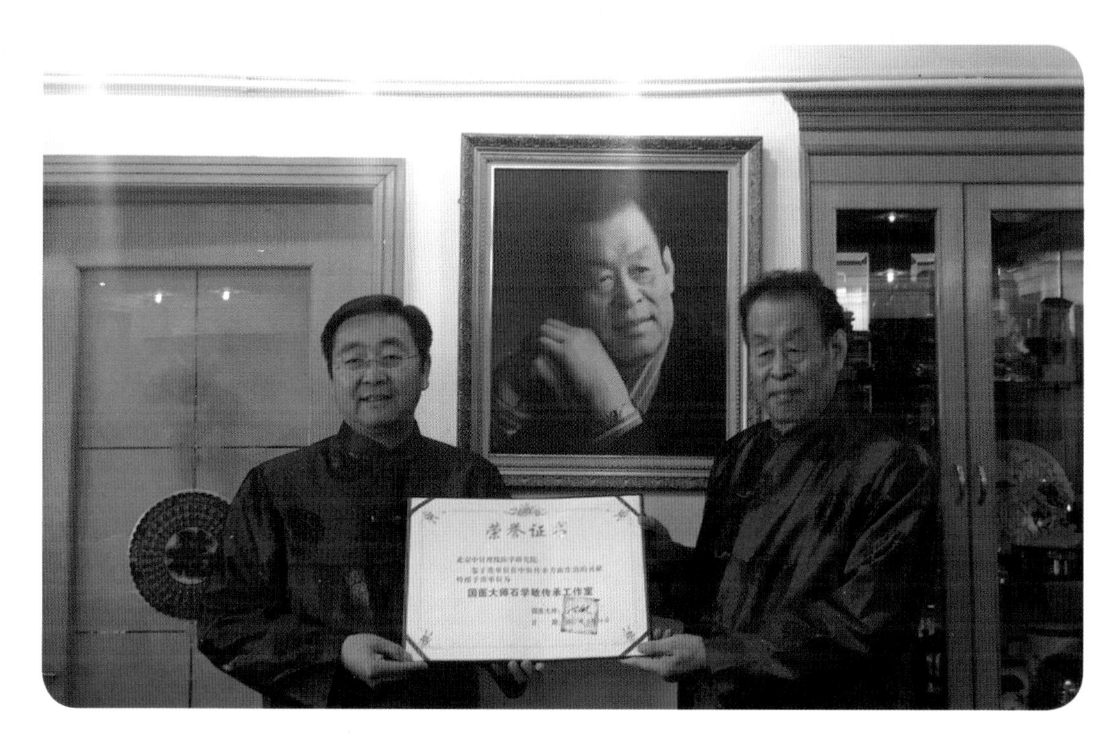

主编杨才德与国医大师石学敏院士（右）合影

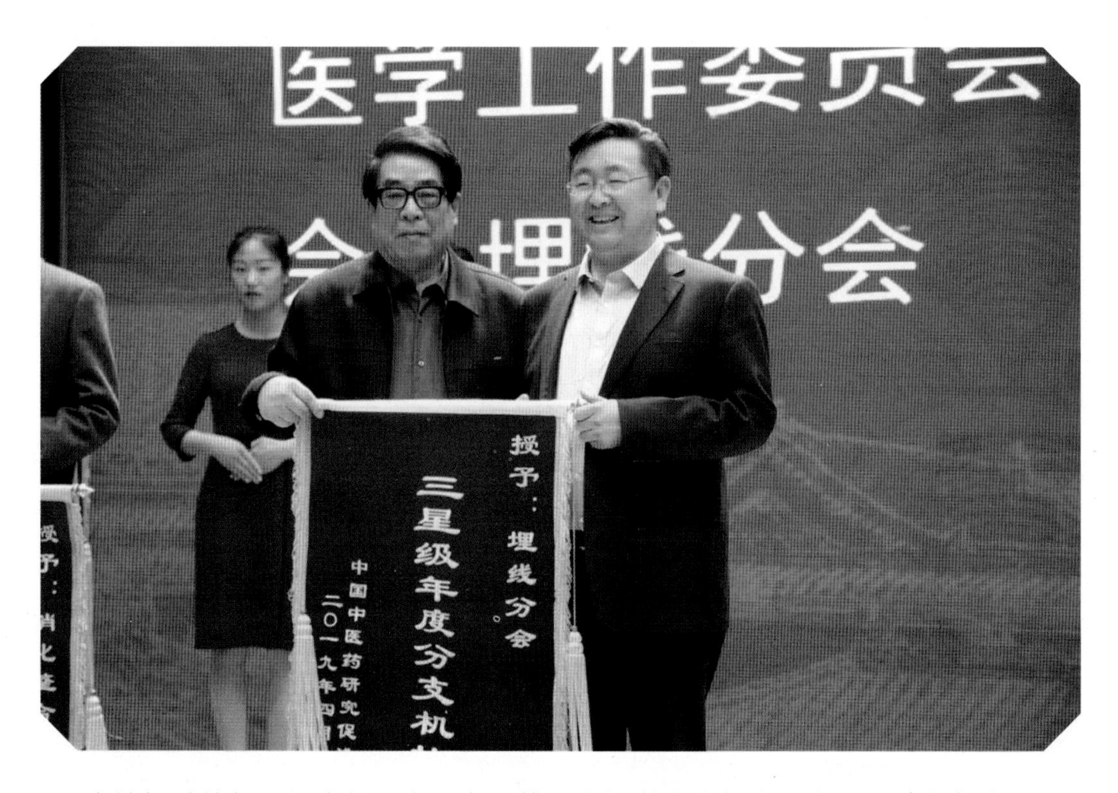

主编杨才德与国医大师、中国中医药研究促进会会长张大宁教授（左）合影

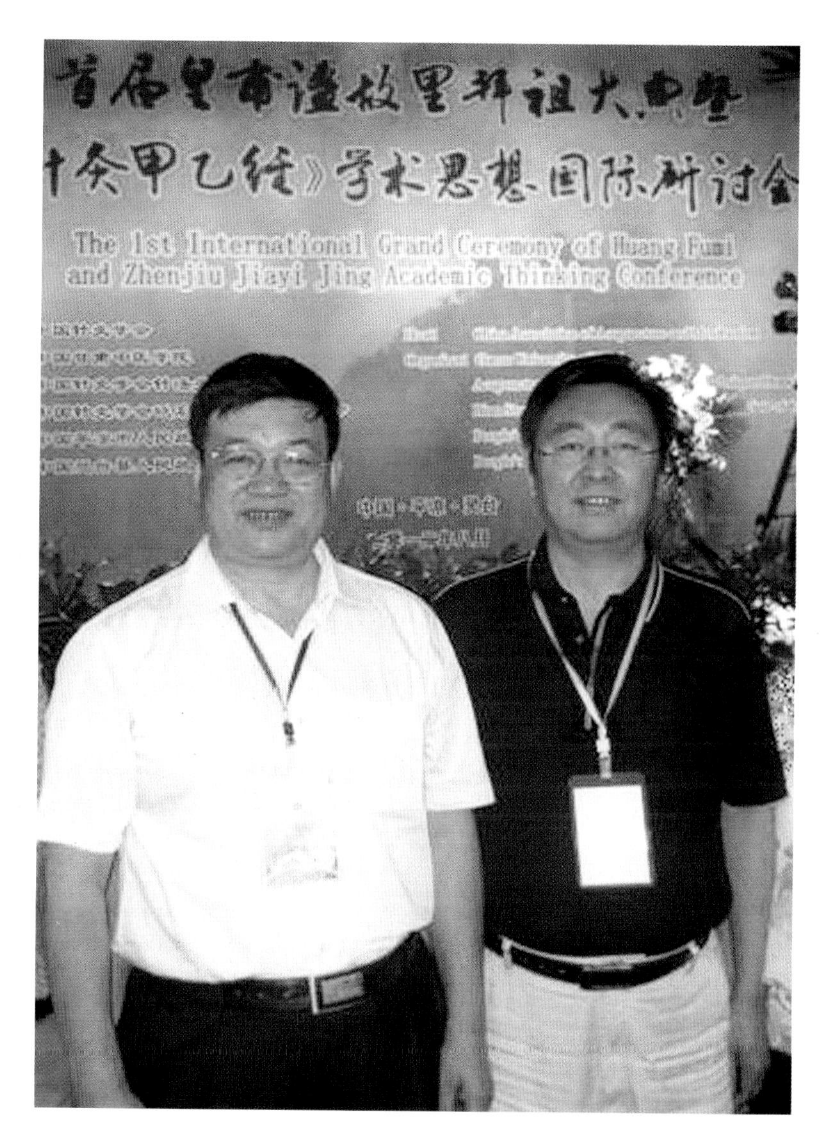

主编杨才德与世界针灸学会联合会主席、中国针灸学会会长刘保延教授（左）合影

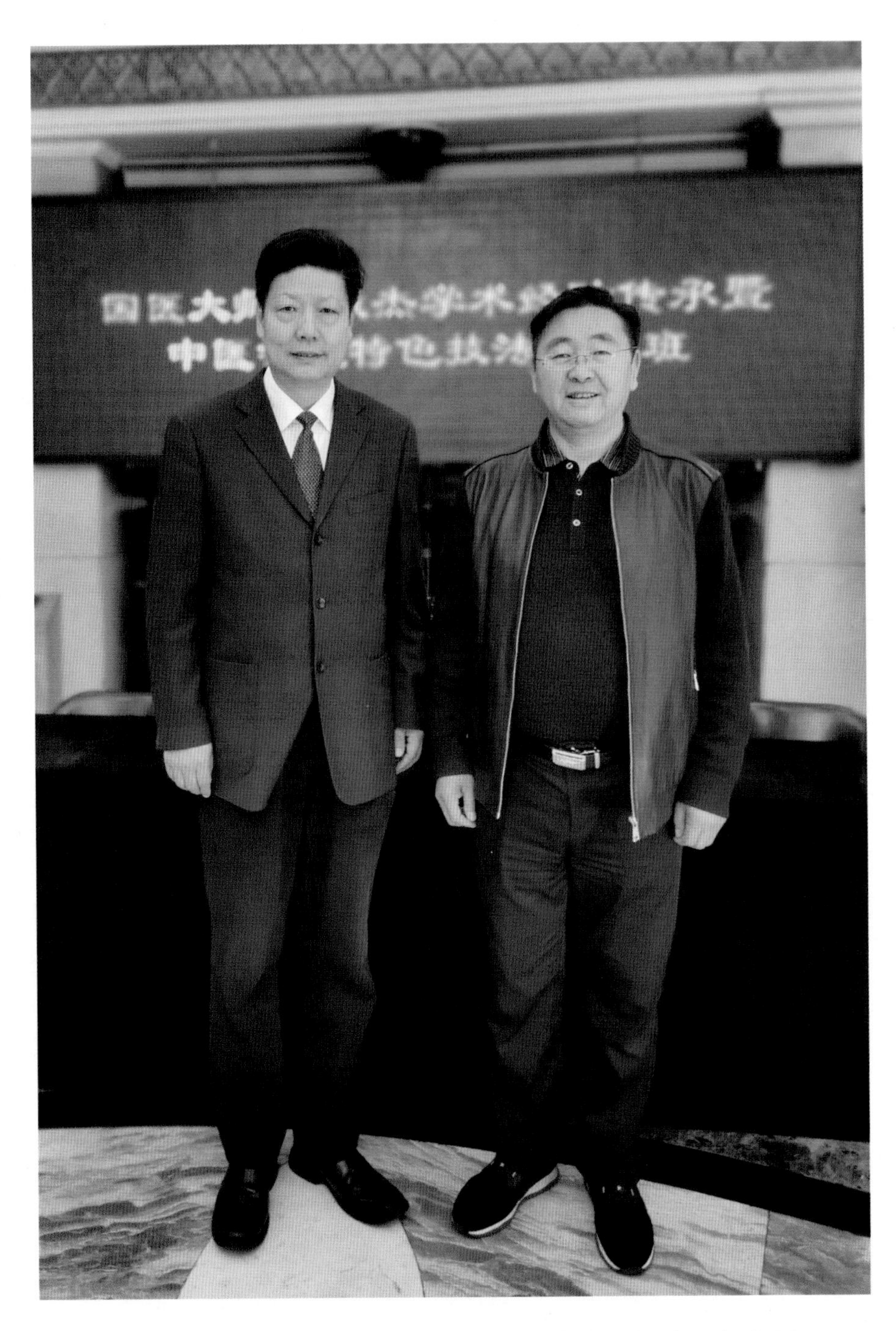

主编杨才德与中国针灸学会副会长杨金生教授（左）合影

中国中医药研究促进会

中医促会〔2019〕123号

关于公布《穴位埋线优势病种专家共识》的通知

埋线分会各会员，各有关单位：

为规范埋线应用，中国中医药研究促进会埋线分会组织我国穴位埋线领域的专家、教授，对穴位埋线优势病种及其治疗方案等进行了广泛的研究和讨论，并形成了《穴位埋线优势病种专家共识》，特此公布，相关机构和从业者可参考应用。

附：主要参与单位及专家（排名不分先后）

兰州大学第一医院东岗院区　**杨才德　马重兵　李登科**

成都中医药大学　**梁繁荣**

光明中医杂志　**杨建宇**

中国中医科学院　**何天有**

甘肃中医药大学　**严兴科**

新疆医科大学第一附属医院　**周钰**

陕西中医药大学　**惠建荣**

复旦大学附属华山医院　**王念宏**

新疆医科大学药理教研室　**白丽**

上海中医药大学附属岳阳中西医结合医院　**李璟**

陕西省中医院　**杨改琴**

福建中医药大学附属人民医院　**林万庆**

湖北枣阳厚德康复医院　**杨光锋**

首都医科大学附属北京康复医院　**杨傲然**

执笔人：**杨才德　马重兵　李登科**

中国中医药研究促进会

2019 年 12 月 25 日

《中医医术确有专长——穴位埋线（长效针灸）优势病种专家共识》专家简介

杨才德　中国中医药研究促进会埋线分会执行会长，中国针灸学会埋线专业委员会副主任委员，甘肃省针灸学会副会长兼埋线专业委员会主任委员，兰州大学第一医院东岗院区中西医结合科主任；多项埋线成果获得科技进步奖和学术著作奖。

李登科　兰州大学第一医院东岗院区主治医师，中国中医药研究促进会埋线分会副秘书长兼青年委员会秘书长，国家一级学会科技进步二等奖、优秀秘书长获得者，甘肃省针灸学会穴位注射埋线专委会秘书长。

马重兵　针灸学博士，兰州大学第一医院东岗院区主治医师，中国中医药研究促进会埋线分会副秘书长。

梁繁荣　全国中医药杰出贡献奖获得者，享受国务院政府特殊津贴专家；世界针灸学会联合会副主席，中国针灸学会副会长，中国中医药研究促进会埋线分会名誉会长；原成都中医药大学校长，教授，博士生导师；国家重点学科针灸推拿学学科带头人，国家中医药管理局重点研究室主任，成都中医药大学学术委员会主席。

杨建宇　世界中医药学会联合会“一技之长”专业委员会副会长，《光明中医》主编，《中国中医药现代远程教育》主编。

何天有　中国中医药研究促进会埋线分会会长，中国中医科学院博士生导师，甘肃省针灸学会常务副会长，省级名中医；曾任全国针灸临床研究中心甘肃分中心主任，甘肃中医药大学针灸推拿系主任，甘肃中医药大学附属医院针灸推拿科主任，获马达加斯加共和国总统骑士勋章。

严兴科　中国中医药研究促进会埋线分会副会长，中国针灸学会埋线专业委员会常委，甘肃省针灸学会副会长兼实验针灸专业委员会主任委员，甘肃中医药大学针灸推拿学院院长，教授、博士后导师。

周　钰　中国中医药研究促进会埋线分会副会长，世界中医药学会联合会埋线研究专业委员会副会长，新疆医科大学第一附属医院针灸推拿科主任，主任医师，副教授，硕士生导师；中华中医药学会针刀专业委员会副主任委员，中华中医药学会国际微创联盟副主席，中国信息学会疼痛分会副主任委员。

惠建荣　中国中医药研究促进会埋线专业委员会副秘书长兼青年委员会主任委员；陕西中医药大学副教授/副主任医师，硕士生导师，医学博士；国家中医药管理局重点学科中医康复学后备学科带头人，国医大师郭诚杰针灸推拿学会副会长兼副秘书长。

王念宏　中国中医药研究促进会埋线分会副会长，中国针灸学会穴位埋线专委会委员；复旦大学附属华山医院康复医学科副教授，医学博士；担任中华中医药学会精准医学分会青年委员会副主任委员，中国康复医学会颈椎病专业委员会委员等职务。

白　丽　中国中医药研究促进会埋线分会副会长，中国针灸学会埋线专业委员会委员；新疆医科大学药理教研室教授，擅长经络埋线调理，调理过不孕等妇科疾患、高血压、糖尿病、自身免疫系统性疾病、良恶性肿瘤、甲亢、甲减、颈腰椎病、精神病、癫痫等。

李　璟　中国中医药研究促进会埋线分会副会长，上海市针灸学会埋线专业委员会主任委员；上海中医药大学附属岳阳中西医结合医院主任医师，博士，博士生导师；全国中医药优秀临床人才，国家973项目骨干成员，国家华东区域针灸诊疗中心项目负责人，上海市中医药领军人才，上海市高层次针推人才，上海市针灸专科联盟负责人，上海市住院医师/专科医师培养针灸学组组长。

杨改琴　中国中医药研究促进会埋线分会副会长；陕西省中医院针灸四科主任，硕士，主任医师，硕士生导师；国家中医药管理局重点专科针灸科学术带头人，第四批全国老中医药专家学术经验继承人；世界针灸学会联合会针刀专业委员会理事、陕西省针灸学会监事、陕西省针刀医学会副主任委员、西安针灸学会常务理事。

林万庆　中国中医药研究促进会埋线分会副秘书长；福建中医药大学附属人民医院针灸科、康复科副主任，硕士生导师，副教授，全国名老中医药专家学术经验继承人，梁栋富名老中医工作室主要成员，针灸教研室主任，针灸科科研团队负责人。

杨光锋　世界中医药学会联合会针刀专业委员会常务理事，世界中医药学会联合会疼痛康复专业委员会常务理事，中华中医药学会脊柱微创专家委员会委员，中国民族医药学会针刀医学分会常务理事，襄阳市推拿针灸学会副主任委员，湖北省枣阳厚德康复医院院长。

杨傲然　博士，首都医科大学附属北京康复医院中医康复中心主任，中国中医药研究促进会疑难病分会副会长，中国残疾人康复协会康复评定专业委员会常委，世界中医药学会联合会经方专业委员会理事，北京市中西医结合学会康复医学分会青年委员，北京康复医学会中西医结合康复专业委员会委员。

主编简介

杨才德，中医针灸学副主任医师，研究生学历，兰州大学第一医院东岗院区，中西医结合科主任，师从于国医大师石学敏院士，我国穴位埋线疗法学术带头人。

担任我国团体标准第一部《埋线针刀技术操作规范》起草人、国家级中医药继续医学教育项目“穴位埋线新技术规范化培训班”项目负责人、担任中国中医药研究促进会《微创埋线新技术临床应用研究》和《微创穴位埋线技术创新与推广项目》项目组组长。

兼任中国中医药研究促进会埋线分会执行会长，中国针灸学会穴位埋线专业委员会副主任委员，中医针灸技师工作委员会常务委员以及火针专业委员会委员，世界中医药学会联合会中医外治操作安全研究专业委员会副会长，中华中医药学会针刀分会、亚健康分会、疼痛分会理事，中国中西医结合学会眩晕病专业委员会委员，光明网+中国中医药研究促进会“光明中医科普工程”专家委员，中国民族医药协会特技联盟副主席，《中国中医药现代远程教育》“中国穴位埋线疗法系列”专栏主任委员，甘肃省针灸学会副会长兼埋线专业委员会主任委员，甘肃省中医药学会疼痛分会、针刀分会副主任委员，兰州市中医药学会副理事长，台湾中医临床医学会永久学术顾问，俄罗斯友谊大学东方医学院客座教授。

发表论文130篇，主持参与科研课题11项，获奖4项，其中《三风穴为主埋线对慢性荨麻疹疗效观察及对IgE水平的影响》获得中国中医药研究促进会2019年度科技进步二等奖。出版专著10部，其中，主编的《穴位埋线疗法》作为新世纪全国高等中医院校创新教材，获得2018年度中华中医药学会学术著作二等奖；主编的《针刀治疗疑难病》获得2019年度中国民族医药学会学术著作三等奖。2019年在第三届全国埋线技术能手大赛中获得一等奖；连续多年获得“科研创新奖”；创建全国性埋线临床基地54家。

对埋线行业的贡献——开创了我国埋线疗法新局面！

解难题——首次总结并提出“杨氏线体对折旋转埋线法”，彻底解决了胶原蛋白线的排异反应和PGA、PGLA等线软的难题。

破禁区——首次总结并推出“手卡指压式星状神经节埋线术”“三点一线式蝶腭神

经节埋线术”“分筋拨脉式颈动脉窦埋线术”“推寰循经式迷走神经埋线术”，彻底消除或降低了神经、血管等特殊部位的操作风险。

拓范围——发明“埋线针刀”，从埋线的角度引入即刻松解的机制，从针刀的角度引入长效针灸机制，把埋线治疗痛症的疗效推向新的高度，把埋线治疗痛症的范围拓展到了新的广度。

创流派——整理推出了“杨氏微创埋线针刀疗法”，被批准为“国家中医药管理局传统医药国际交流中心高新适宜技术推广项目”，形成了以“西医诊断方法”“中医治疗思维”“中西医结合治疗技术”为特征的杨氏埋线针刀流派，目前从医者已达5万之众。

杨序

穴位埋线疗法是在中医经络腧穴理论指导下，将特制的针具和线埋藏于相应的经络穴位，从而产生持续作用以防治疾病的诊疗技术，又称“长效针灸”，是针灸技术的创新发展和应用延伸，被列为国家中医药的“百项技术”之一，得到广泛推广和普遍应用。

穴位埋线疗法的发展经历了漫长的过程，《黄帝内经》《针灸甲乙经》《针灸大成》等古籍中有关“留针”的论述，是其理论基础和渊源；其经过了穴位埋针、穴位埋藏、穴位埋线等不同的发展历程；埋线针具、埋线线体、操作技术等体现了穴位埋线疗法的核心环节；穴位埋线疗法的现代发展与应用，始终以“以中医理论为基础和经络学说为指导”“以可吸收外科缝线为载体”“以埋线针为主导”“以穴位为媒介”“以长效针感为核心”“以主治慢性顽固病为主体”等六个方面为其特色与优势，充分彰显了中医药诊疗技术的继承保护和创新实用。在穴位埋线发展的过程中，针具、线体和手法是影响治疗效果的主要因素，陆健、单顺、温木生、杨才德、任晓燕等一批致力于穴位埋线理论和临床研究的专家们，实现了“一次性埋线针具的改进”“PGA、PGLA 等高分子聚合物线体的应用”“线体对折旋转埋线术及手卡指压式星状神经节埋线术”三大突破。尤其值得一提的是杨才德同志，在临床上深入研究穴位埋线技术的操作规范和适宜病症，拓宽了穴位埋线技术的应用范围；同时在国内外积极开展穴位埋线技术的培训推广工作，推动了穴位埋线技术的普及使用。穴位埋线技术不仅让成千上万的患者多了一种治疗选择，而且成就了杨德才同志成为穴位埋线的学术带头人之一。

《中医医术确有专长——穴位埋线（长效针灸）优势病种专家共识》一书，由兰州大学第一医院、成都中医药大学、中国中医科学院、甘肃中医药大学、陕西中医药大学等十多家医学院校专家，依据针灸技术临床操作规范的要求，对各家特色穴位埋线技术之临床应用进行客观评价，取长补短、形成共识，必将对穴位埋线技术进行有效的规范，以期指导广大从业者的科学研究和临床应用，也将作为中西医医学院校、临床医师、中医医术确有专长或者一技之长者学习和临床参考。

此《专家共识》确是一定阶段、一定范围的共识，需要在临床实践中进一步验证和提高，也希望本书能够在使用过程中获得更多专家和学者以及穴位埋线爱好者的建设性意见和反馈，以期及时修订和共同提高，以弘扬针灸科学，造福社会大众。

谨此特别推荐。

中国针灸学会　副会长

中国中医科学院　主任医师　杨金生

2020 年 3 月 16 日　北京

郭序

穴位埋线是将可吸收性外科缝线置入穴位内，利用线对穴位产生的持续刺激作用以防治疾病的方法，是针灸疗法的发展和延伸，是长效针灸，其理论基础和渊源是《黄帝内经》《针灸甲乙经》《针灸大成》等古籍中有关“留针”的原理。

穴位埋线是中医适宜技术之一，是中西医结合的产物，作为国家大力推广的“十年百项技术”之一，取得了比较大的进步与发展。

自20世纪50～60年代以来，穴位埋线疗法从部队医务工作者逐渐推广到赤脚医生和基层医院的医生当中，临床应用广泛。尤其是近十余年来，我国埋线疗法专家对埋线的工具进行了改进，线体也与时俱进、推陈出新，使穴位埋线疗法实现了较大的发展，中国针灸学会、中国中医药研究促进会、世界中医药学会联合会等国际国内的一级学会相继成立了穴位埋线专业委员会或者分会，穴位埋线疗法科研成果也获得科技进步成果奖，穴位埋线的专著也在中华中医药学会获得学术著作奖，论文每年发表近百篇，相关的学术会议、技术大赛、继续教育项目培训等层出不穷，呈现出欣欣向荣的态势。

《中华人民共和国中医药法》《中医医术确有专长人员医师资格考核注册管理暂行办法》颁布实施以来，让穴位埋线这一本身植根于民间的疗法得到了更快的发展和壮大，大量的从业者申请将穴位埋线作为“中医医术确有专长”的选择科目。作为世界中医药学会联合会中医适宜技术评价与推广专业委员会会长、天津中医药大学针灸标准化研究所所长，我迫切希望穴位埋线疗法能够形成相对比较统一和权威的专家共识进行规范和指导，中国中医药研究促进会埋线分会执行会长杨才德同志组织全国专家编制的《中医医术确有专长——穴位埋线（长效针灸）优势病种专家共识》，让我们的希望变成了现实，的确是一件值得称道的举措，也进一步推进了穴位埋线疗法的发展。

《中医医术确有专长——穴位埋线（长效针灸）优势病种专家共识》需要在实践中持续改进和提高，中西医医学院校、临床医师、中医医术确有专长或一技之长考生和考试部门、科研教学部门在使用过程中，应及时总结和反馈建设性的意见和建议，以期与时俱进地加以提高和改进。

世界中医药学会联合会中医适宜技术评价与推广专业委员会　会长
天津中医药大学中医学院　院长
天津中医药大学针灸标准化研究所　所长

2020.3.12

杨序

让中医专长医师考核工作更敞亮更顺畅

——写在《中医医术确有专长——穴位埋线（长效针灸）优势病种专家共识》出版之际

穴位埋线疗法，是原卫生部着力推广的“十年百项技术”之一，具有安全、有效、简便、易学的特点，深受广大基层医生的青睐，她能很好地解决广大病患看病难、看病贵的难题，深受全国老百姓的欢迎，在临床上得到了广泛的应用，呈现出欣欣向荣的态势。

《中华人民共和国中医药法》颁布实施，为中医药事业的发展起到了保驾护航的作用。《中医医术确有专长人员医师资格考核注册管理暂行办法》，给全国各地有中医“一技之长”者合法行医开辟了新的通道与便利。所以，在全国各地中医医术确有专长医师的技术考核中，就有许多人把“穴位埋线疗法”作为技术专长参加考核。但是，对于穴位埋线疗法的学习与考核，却没有相对比较权威的教材或专家共识来作为依据，或作为参考及指导，这就给参加穴位埋线疗法考核的考生和考官造成了很大的困惑，带来了诸多的不便！所以，编制出版一套比较权威适用的专家共识或者教材，就成为不可或缺的当务之急。

为了更好地服务于中医专长医师考核工作，给参加穴位埋线疗法专长医师考核的考生与考官提供必要的参考与抓手，由中国中医药研究促进会埋线分会组织专家对穴位埋线疗法的优势病种进行了深入的挖掘整理与讨论，形成了专家共识，不但有利于穴位埋线疗法的学术进步和技术创新，也给下一步参加穴位埋线专长医师考核的考生和考官提供了便利与参考。这是一件好事！是一件幸事！对于中医专长医师考核工作来讲，这是第一个有针对性的、服务于专长医师考核本技术的有参考性、依据性的专家共识，可以说，具有里程碑的意义，这就是真正的传承精华、守正创新、服务百姓！在此，要给中国中医药研究促进会埋线分会点赞！

我也参加了本专家共识的一些编写工作，对穴位埋线疗法有一些认识，在20世纪70～80年代就有所接触，直到21世纪初在知医堂举办培训班、临床施治、编辑相关教材资料等，其间最大的感知是，穴位埋线疗效确切、简便易施，是造福百姓的一项好技术！我也有幸成为北京市首次中医专长医师考核的考官，看到了一些考生的手足无措，感受到了考官专家们的一些困惑。杨才德执行会长带领埋线分会编制、出版穴位埋线疗法专家共识，我是打心眼儿里高兴，这不但是杨才德会长的剑胆琴心，这也正是杨才德会长的“不忘初心”！这更是杨才德会长一心为百姓、一心为中医的“拳拳之心”！

最后，我衷心希望，在专家共识的引领下，穴位埋线疗法走向新的辉煌！愿穴位埋线疗法专长医师考核工作更敞亮更顺畅！愿我们中医药事业的春天更美好！

中医万岁！

世界中医药学会联合会“一技之长”专业委员会　副会长
中国中医药研究促进会副秘书长兼疑难杂症分会　执行会长
中国医药新闻信息学会副会长兼中医药临床分会　执行会长
《中国中医药现代远程教育》《光明中医》　主编

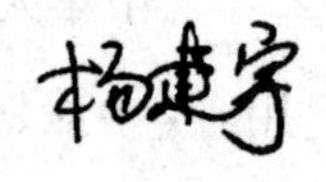

2020庚子鼠年抗疫居家于明医中和斋

前言

《中华人民共和国中医药法》自颁布实施以来，为中医药事业的发展起到了保驾护航的作用。《中医医术确有专长人员医师资格考核注册管理暂行办法》，为有“一技之长”从业者的合法行医打开了一条通道，穴位埋线疗法作为国家大力推广的“十年百项技术”之一，具有安全、有效、简便、易学的特点，深受广大医学爱好者的青睐，为广大病患解决了看病难、看病贵的难题，尤其在全国各省的确有专长医师考试中，有大量的从业者申请将穴位埋线作为“中医医术确有专长”的选择科目，但是，各省学员在复习过程中，各省专家在考试过程中，存在教材、考题等方面的歧义，即不统一性，从而极大地影响了考试的准确率和通过率，给广大考生造成了一定的困惑。

为了让更多的病患享受到穴位埋线疗法这项中医适宜技术，让更多的从业者加快合法行医的速度，也更好地为各级考试专家提供规范的考试依据，中国中医药研究促进会埋线分会组织专家对穴位埋线疗法的优势病种进行整理和讨论，并达成专家共识，今予以公布，以飨读者。

专家共识，是一定阶段、一定范围的共识，需要在时间和实践中逐步改进和提高，希望能在使用过程中获得专家和学者以及穴位埋线爱好者的建设性意见和反馈，以期加以修订。

本专家共识，可供中西医医学院校、临床医师、考试部门作为指导用书，尤其适合“中医医术确有专长”或者“一技之长”的考生和考试部门专用。

中国中医药研究促进会埋线分会执行会长　杨才德

2019 年 10 月 10 日

目　　录

第一章 穴位埋线优势病种

穴位埋线（thread-embedding applied to a point）是指将可吸收性外科缝线置入穴位内，利用线对穴位产生的持续刺激作用以防治疾病的方法。

20世纪70年代后期，穴位埋线的治疗范围不断扩大，可治疗哮喘、胃炎、十二指肠溃疡、慢性肠炎、癫痫、中风、偏瘫等慢性、顽固性、免疫力低下性疾病，效果都很显著。到目前为止，穴位埋线在临床上除用于治疗慢性病和虚证外，还扩大到治疗急症、实证等各种疾病，其治疗病种已达一百余种，涉及内、外、妇、儿、皮肤、五官等各科。中国中医药研究促进会埋线分会组织专家对穴位埋线优势病种进行遴选和讨论，并形成了专家共识。

第一节 呼吸系统疾病

一、慢性支气管炎

慢性支气管炎是指气管、支气管黏膜及其周围组织的慢性非特异性炎症，临床上以咳嗽、咳痰或伴有喘息及反复发作的慢性过程为特征。慢性支气管炎以咳、痰、喘为主要临床症状，属于中医学“咳嗽”“痰饮”“喘证”等疾病范畴。中医学认为，它的发生发展和肺、脾、肾三脏功能的失调和衰退有着极其密切的关系。脾、肾阳虚是本病主要的病理基础，特别是肾脏的衰惫。古人有“肺不伤不咳，脾不伤不久咳，肾不伤不喘”的论述。肺为华盖，主气，司呼吸，开窍于鼻，外合皮毛，朝百脉而调水道，凡外邪侵袭首先犯肺，肺失宣降则气机上逆而致咳嗽、喘促，如果久咳不愈则肺气受损，表卫失固，机体抗御外邪的能力下降，也容易招致外感六淫之邪的侵袭而造成反复咳嗽；脾为后天之本，气血生化之源，具有运化水谷和输布精微的作用，饮食入胃靠脾的运化、吸收，使水谷精微化生为气血以营养全身，如果脾阳不足则运化无权，水谷精微无以化生为气血，反而聚湿生痰，痰湿上壅于肺，造成肺失肃降而致咳嗽、痰多、气喘；肾为先天之本，主水液，藏精，主骨生髓，内寓阴阳，为人体元气之根、水火之宅。根据本病的主要特点，健脾化痰、温肾纳气是本病治本的主要大法和要点。

【埋线治疗】

主穴：星状神经节、大椎、风门、肺俞、定喘、膻中、身柱。

配穴：痰湿型加脾俞、丰隆；痰热型加外关、曲池；气虚型加气海、肾俞；以咳为主加孔最，喘为主加鱼际，血瘀明显加膈俞。

操作：用PGA或PGLA线体对折旋转埋线法，或者胶原蛋白线注线法，用一次性埋线针，定喘穴向前下直刺进针1寸，埋线1cm；背部腧穴从穴位外0.5cm进针，向脊柱方向斜刺，进针8分，埋线1cm；膻中向上斜刺进针后，调整针尖向上平刺，埋线2cm；其他穴位常规操作。每2周治疗1次，3次为1个疗程。以后每年秋季、初冬再如上法治疗1个疗程，连续3年，以巩固疗效。

【典型病例】

病例1：患者，男，69岁，退休工人，于2010年12月就诊。慢性支气管炎病史30余年，平素咳嗽痰多，自感胸中憋闷闭塞不通，尤以入冬加重，近1个月来常因咳喘夜不能寐，严重影响日常生活。几十年来间断服用中西药物进行抗炎、止咳治疗，症状时轻时重，反复发作，未见痊愈。来诊时症见咳喘频作，咳声重浊，痰多，色白黏稠，听诊双肺呼吸音粗，可闻及哮鸣音。X线胸片显示：双肺纹理增重。观其舌苔白腻，脉象濡滑，辨其证属痰湿型。主穴：大椎、风门、肺俞、定喘，又加脾俞、丰隆、鱼际。治疗1次后，患者自觉胸中透气，呼吸通畅，咳嗽气喘明显减轻，并嘱其注意保暖防寒，经3次埋线治疗，获临床痊愈。随访1年未见复发。摘自：许涛. 穴位埋线辨证治疗慢性支气管炎疗效观察［J］. 中医临床研究，2012，4（5）：86－87.

病例2：患者，男，55岁，2009年1月15日就诊。因气候突变，咳嗽、咳痰、气喘6天，曾在附近医院治疗，疗效不佳。询问病史，咳嗽、咳痰、气喘4年，每年冬春季气候变冷时发作，气候变暖时，上述症状好转。有吸烟史。刻下症见阵发性咳嗽，咳痰量多，呈白色泡沫样，喘息，气短。查体：体温36.4℃，胸部叩诊清音，听诊双肺呼吸音粗，有少许干鸣音。血常规：WBC 11×10^9/L，N 70%，L 25%。X线胸片提示：慢性支气管炎。既往无结核病史。埋线治疗：以大椎穴为中心，后正中线为对称轴，在两旁从上到下做两个“八字”形羊肠线埋植，每针用线约1cm，共4针。定喘穴（单侧）“纵型”，埋线1针。1个月后，咳嗽、咳痰、气喘症状明显好转，为巩固疗效，再进行第二次羊肠线埋植。随访1年，咳嗽、咳痰、气喘症状基本消失，听诊双肺呼吸音清，未闻及干鸣音，X线胸片报告：心、肺、膈未见异常。摘自：李忠林，惠彩丽．穴位八字形埋线治疗慢性支气管炎30例分析［J］．宁夏医科大学学报，2013，35（1）：109－110.

参考文献

［1］文碧玲，周华，刘保延，等．冬病夏治穴位贴敷疗法防治慢性咳喘穴位处方探析［J］．中国针灸，2010，30（8）：647－652.
［2］韦海燕，黄国东．定喘穴注射氨茶碱在支气管哮喘急性发作期的临床应用［J］．广西中医学院学报，2001，4（3）：33.

二、支气管哮喘

支气管哮喘是由多种细胞及细胞组分参与的慢性气道炎症，此种炎症常伴随引起气道反应性增高，导致反复发作的喘息、气促、胸闷和（或）咳嗽等症状，多在夜间和（或）凌晨发生，此类症状常伴有广泛而多变的气流阻塞，可以自行或通过治疗而逆转。

支气管哮喘是一种常见病、多发病，对人类的健康危害很大。近年来，随着免疫学、分子生物学的迅速发展，人们对支气管哮喘的认识有很大的飞跃。支气管哮喘在我国的发病率为2%～4%。据临床估计全国发病人数约两千万以上。目前，治疗支气管哮喘仍有不少深层次的难题尚未解决，有待医务界投入更多的精力去研究和探索。

【埋线治疗】

主穴：星状神经节、肺俞、定喘、膻中。

配穴：大椎、足三里、肾俞、丰隆、风门、中府、脾俞、天突、尺泽、心俞、膏肓俞、璇玑、关元。

操作：用PGA或PGLA线体对折旋转埋线法，或者胶原蛋白线注线法，按常规操作。背部穴位斜向脊柱方向刺，可延长线2～5cm，膻中从穴位下方向上斜刺2cm，大椎、尺泽可适当放血。每2周治疗1次，3次为1个疗程。

【典型病例】

病例1：柯某，男，35岁，1997年10月8日初诊。咳痰气喘反复发作6年，每遇寒冷、劳累、异味气体刺激则发，长期使用抗生素、氨茶碱、博利康尼、海珠喘息定、舒喘灵气雾剂等消炎解痉平喘药物，疗效日渐减弱。近2周咳痰气喘复作，前来要求埋线治疗。现症：咳嗽气喘，呼吸难续，张口抬肩，喉间水鸡声，痰多色白，呈泡沫状，面色白，舌淡暗，苔白腻，脉弦滑。查：体温正常，心（－），双肺满布哮鸣音及散在湿啰音。X线提示肺纹理增多。实验室检查：WBC $10.5\times10^9/L$，N 75%，L 25%，E $0.52\times10^9/L$。诊断为单纯性支气管哮喘。取膻中穴常规消毒，进行药线植入治疗。术后气喘即刻改善，肺部听诊哮鸣音及湿啰音明显减少。1个月后复诊，诉当月咳喘基本消失，肺部听诊未闻及哮鸣音与湿啰音，血常规正常，遂做第二次埋线治疗以巩固疗效。随访3年，病情稳定，无哮喘发作。摘自：李月，李星，王丽萍，等．穴位药线植入治疗单纯性支气管哮喘360例临床观察［J］．中国针灸，2001，21（1）：11－12.

病例2：焦某，女，24岁，1990年4月28日初诊。主诉：从出生8个月起开始哮喘至今。每年4～6月不得平卧，哮喘呈持续状态，其他时间遇冷或感冒时加重。常年服用氨茶碱、激素等药物，始终未能治愈。因生活不能自理，一直未参加工作。就诊时患者面色苍白，极度消瘦，口唇发绀，呼吸急促，喉中痰鸣，张口抬肩，并伴有纳差（发作时不能进食、不能平卧）。听诊两肺布满哮鸣音，舌质淡，苔白，脉细微。曾在多处诊为“过敏性支气管哮喘”。首次埋线取膻中、定喘（双）、大椎、鱼际、大杼（双）、风门（双）、肺俞（双）、肾俞（双）、足三里（双）。用16号穿刺针将3号羊肠线埋入穴内肌层。观察半小时，哮喘明显减轻，听两肺哮鸣音减少。嘱逐渐停用西药，改服胎盘片，同时用黄芪、枸杞子、灵芝等扶正之品，以提高机体的免疫能力。

自第一次埋线后，整个夏天哮喘未大发作。因9月份仍为好发期，于1990年9月26日又行第二次埋线，仍继用上穴。1990年12月21日行第三次埋线，因喘已不甚，将上穴去掉鱼际。1991年4月30日行第四次埋线，因患者经常出荨麻疹，故又在上穴的基础上加血海（双）。以后每隔3～4个月埋线1次，3年中共连续埋线9次，其哮喘一直未再发作，荨麻疹亦痊愈。现在，患者体重增加十多千克，面色红润，生活自理，并已上班工作。随访至今，其哮喘未再发作。摘自：冯玉青．顽固性支气管哮喘穴位埋线治验［J］．中原医刊，1996，23（6）：38－39.

参考文献

［1］蒋诗超，崔瑾．穴位埋线治疗支气管哮喘疗法的特点及分析［J］．贵阳中医学院学报，2010，32（3）：46－48.

第二节　循环系统疾病

一、高血压

高血压是一种以动脉压升高为特征，可伴有心脏、血管、脑和肾脏等器官功能性或器质性改变的全身性疾病，有原发性高血压和继发性高血压之分。高血压的发病原因很多，可分为遗传和环境两个方面。在未用降压药情况下，收缩压≥139mmHg 和/或舒张压≥89mmHg，按血压水平将高血压分为 1、2、3 级。收缩压≥140mmHg 和舒张压<90mmHg 单列为单纯性收缩期高血压。近年来，人们对心血管病多重危险因素作用以及心、脑、肾靶器官保护的认识不断深入，高血压的诊断标准也在不断调整，目前认为同一血压水平的患者发生心血管病的危险不同，因此有了血压分层的概念，即发生心血管病危险度不同的患者，适宜的血压水平应有不同。医生面对患者时，在参考标准的基础上，根据其具体情况判断该患者最合适的血压范围，采用针对性的治疗措施。高血压属于中医学“头痛”“眩晕”“喑痱”等范畴。

【埋线治疗】

主穴：星状神经节、血压点、足三里、心俞、曲池。

配穴：肾俞、太冲。

操作：①手卡指压式星状神经节埋线术；②用 PGA 或 PGLA 线体对折旋转埋线法，或者胶原蛋白线注线法，血压点、心俞、肾俞、曲池、足三里埋入 1 号线 1.5cm，太冲埋入 1 号线 1cm，心俞向脊柱方向斜刺，其他穴位直刺。每 2 周治疗 1 次，3 次为 1 个疗程。

【典型病例】

病例 1：王某，男，54 岁。高血压十余年，睡眠不好，经常头晕。听诊心尖可闻及 3 级收缩期杂音。脉弦数，血压在 220～230/120～130mmHg 之间。埋线治疗 1 个疗程痊愈，随访 2 年未复发。摘自：陆健．埋线疗法治疗血管神经性头痛［J］．河北新医药，1977，(4)：69－70.

病例 2：王某，男，54 岁，厨师，1986 年 10 月 2 日就诊。高血压 3 年，常感头痛，头晕，口苦，失眠，心烦，并时觉右上下肢麻木感。血压波动于 150～165/100～120mmHg 之间，服中、西药物未效。查体：血压 180/108mmHg，心律齐，主动脉瓣区第二心音亢进，眼底细动脉轻度硬化。化验：胆固醇 9.06mmol/L，甘油三酯 2.4g/L。舌红苔黄，脉弦劲而数。诊为原发性高血压，证属肝阳上亢，主要探测腹背和肝胆等经的穴位。结果：期门（++），血压点（++），太冲（+），内关（+）。埋线取期门、阳陵泉、血压点。经 4 次埋线，血压下降到 102/85mmHg，症状基本消失。随访 2 年，血压稳定在 120～138/70～85mmHg 之间，未见复发。摘自：温木生．穴位埋线治疗高血压病 50 例［J］．陕西中医，1990，11（9）：421－422.

参考文献

[1] 夏德鹏. 穴位埋线治疗更年期高血压及对雌二醇影响的临床研究 [D]. 济南：山东中医药大学，2012：1－50.

[2] 张平. 穴位埋线对痰湿壅盛型高血压病患者 ET、NO 的影响 [D]. 济南：山东中医药大学，2004：1－59.

[3] 李巧霞. 太冲穴位埋线治疗高血压病（阴虚阳亢型）的临床研究 [D]. 成都：成都中医药大学，2009：1－49.

[4] 仙新平. 太冲穴埋线治疗高血压病（气虚血瘀型）的临床研究 [D]. 泸州：泸州医学院，2011：1－48.

[5] 郑沛仪. 肠线穴位埋藏治疗原发性高血压 100 例 [J]. 广州中医药大学学报，1998，15（2）：114－116.

[6] 武润爱. 62 例高血压病人穴位埋线的治疗与护理 [J]. 针灸临床杂志，2000，9（6）：56.

[7] 杨才德. 星状神经节埋线治百病 [M]. 北京：中国中医药出版社，2017.

二、冠心病

冠状动脉粥样硬化性心脏病是冠状动脉血管发生粥样硬化病变而引起血管腔狭窄或阻塞，造成心肌缺血、缺氧或坏死而导致的心脏病，常被称为“冠心病”。但是，冠心病的范围可能更广泛，还包括炎症、栓塞等导致的管腔狭窄或闭塞。世界卫生组织将冠心病分为五大类：无症状心肌缺血（隐匿性冠心病）、心绞痛、心肌梗死、缺血性心力衰竭（缺血性心脏病）和猝死。临床中常常分为稳定性冠心病和急性冠状动脉综合征。

【埋线治疗】

主穴：星状神经节、内关、膻中、通里、至阳、足三里、三阴交、膈俞、血海、颈 3～4 夹脊。

配穴：心血瘀阻配膈俞、阴郄；气阴不足配阴郄、太溪、三阴交；心阳不振配命门（加灸）；肝气郁怒配太冲、蠡沟；痰浊壅盛配中脘、丰隆；阳气暴脱配关元（加灸）、气海（加灸）。

操作：①手卡指压式星状神经节埋线术；②用 PGA 或 PGLA 线体对折旋转埋线法，或者胶原蛋白线注线法。每 2 周治疗 1 次，3 次为 1 个疗程。

【典型病例】

病例1：朱某，男，46岁。心慌、憋气8月余。患者于就诊前8个月，突然发生心前区疼痛，伴心慌、憋气，当即住某医院内科治疗，心电图证实为急性前间壁心肌梗死，住院治疗3个月后，症状好转回家休养。出院后2个月又突然出现咳嗽、憋气、心慌，于1977年6月再次住院治疗，住院期间经常出现心慌、憋气、活动受限。1977年10月接受穴位埋线治疗后，心慌、憋气明显减轻，活动量较前增大，但1个月后症状复现，在患者的要求下于1978年4月又行第二次治疗，症状又被控制。为防止复发，于1978年5月又行第三次治疗，治疗后心慌、憋气消失，活动量增大。摘自：姜恒源，于纪巧，杨秀梅．穴位埋线治疗冠心病97例［J］．上海针灸杂志，1995，14（4）：159－160.

病例2：白某，男，56岁，干部，1991年10月14日初诊。患脑动脉硬化，伴心慌胸闷，发作性心前区不适近半年，经常后半夜憋醒，服“速效救心丸”方能缓解，心电图显示ST－T呈缺血性改变，诊断为冠心病。曾静点及口服过七八种中西药物，仍不能控制症状。采用穴位埋线治疗，1次见效，3次显效，共治疗2个疗程，临床症状消失，心电图恢复正常，后随访始终未复发。摘自：孟昭奇．穴位埋植药线治疗冠心病42例［J］．中医外治杂志，2001，10（1）：14－15.

参考文献

［1］周裕民，邝允沛，陈修珍．羊肠线埋植法治疗冠心病30例疗效观察［J］．湖南中医杂志，1991，(2)：34－35.

［2］徐三文．穴位埋线治疗颈性冠心病52例［J］．中医外治杂志，1997，(2)：30－31.

［3］李保良．针灸治疗冠心病的临床和机理研究进展［J］．针灸临床杂志，1999，15(12)：38－41.

［4］杨存科，王增玲．穴位埋线辨证治疗冠心病心绞痛疗效观察［J］．河北中医，2000，22（2）：144－145.

［5］薛广生，李庆海，朱树新，等．穴位埋线治疗冠心病心绞痛96例临床观察［J］．河南中医药学刊，2000，15（1）：22－24.

［6］氾宗鹏，吴玉娇．穴位埋线联合中药治疗不稳定型心绞痛临床观察［J］．西部中医药，2013，26（4）：90－92.

［7］迟玉花．膻中、中脘穴位埋线对缺血性心脏病患者心电图QT间期离散度的观察［D］．济南：山东中医药大学，2005：1－39.

[8] 焦乃军．穴位埋线治疗心绞痛48例［J］．中医外治杂志，1999，8（2）：47.
[9] 杨才德．星状神经节埋线治百病［M］．北京：中国中医药出版社，2017.

三、心律失常

心律失常，是指由于窦房结激动异常或激动产生于窦房结以外，激动的传导缓慢、阻滞或经异常通道传导，即心脏活动的起源和（或）传导障碍导致心脏搏动的频率和（或）节律异常。心律失常是心血管疾病中重要的一组疾病，它可单独发病，亦可与心血管病伴发；可突然发作而致猝死，亦可持续累及心脏而致衰竭。

【埋线治疗】

主穴：星状神经节、内关、足三里、郄门、太渊、膈俞、膻中。

配穴：心脾两虚加脾俞、心俞或神门；心气阴两虚加三阴交或厥阴俞；心肺气虚加肺俞、列缺；气虚血弱加关元。心率快，选神门透灵道、少海、太冲、太溪、三阴交；心率慢，选神藏、胸1~7夹脊、关元透气海、脾俞、肾俞、后溪。

操作：①手卡指压式星状神经节埋线术；②用PGA或PGLA线体对折旋转埋线法，或者胶原蛋白线注线法。每2周治疗1次，3次为1个疗程。

【典型病例】

病例：刘某，女，42岁，教师，1996年2月27日初诊。诉心前区不适、胸闷10年，加重3个月。患者10年前外感后患病毒性心肌炎，此后易感冒，1年感冒10余次。每次诱发胸闷、心跳不规则，近3个月多次眼前发黑。经常手足冰凉、背冷，失眠纳呆，腹胀便溏，入夜心跳更慢。刻诊：舌质淡胖，脉迟细、结代。心电图示窦性心动过缓，48次/分钟，频发室早，呈二联律。西医诊断：病毒性心肌炎后遗症、窦性心动律过缓、频发室早。中医诊断：胸痹（阳虚寒凝证）。10年来中西药未断，疗效不佳，考虑安心脏起搏器。经过1个疗程的耳、头、体穴联合埋线治疗（取主穴加心率慢型配穴），主、兼症明显改善，心室率已达62次/分钟，室早<10次/分钟。连做3个疗程，随访4年未发。摘自：叶平初．耳、头、体穴联合埋线治疗心律失常［J］．针灸临床杂志，2001，17（2）：53-54.

参考文献

[1] 马逸，曹春．穴位埋线治疗心律失常30例［J］．中国针灸，1995，（S2）：96.
[2] 李保良．针灸治疗冠心病的临床和机理研究进展［J］．针灸临床杂志，1999，15（12）：38-41.

［3］陈力，陈智芳，杨小雪，等．内关穴位埋线治疗房颤的有效性及安全性［J］．新中医，2012，44，（8）：148－150.
［4］杨才德．星状神经节埋线治百病［M］．北京：中国中医药出版社，2017.

四、脑血管意外后遗症

脑血管意外又称中风、卒中，是由脑部血液循环障碍导致以局部神经功能缺失为特征的一组疾病。起病急，病死率和致残率高，为老年人的三大死因之一。中风可分为脑出血和脑血栓形成两种。

【埋线治疗】

主穴：星状神经节、内关、人中、三阴交、极泉、委中、尺泽、四神针、颞三针、心俞、足三里、肝俞、脾俞、神门、肾俞、关元。

配穴：吞咽障碍，加风池、翳风、完骨；手指握固，加合谷；语言不利，加上廉泉、金津、玉液放血；足内翻，加丘墟透照海；便秘，加水道、归来、丰隆；呼吸衰竭，加双侧气舍；尿失禁、尿潴留，加中极、曲骨、关元；共济失调，加风府、哑门、颈夹脊穴；复视，加天柱、睛明、球后；癫痫，加大陵、鸠尾；肩周痛，加肩髃、肩髎、肩贞、肩中俞、肩外俞；血管性痴呆，加百会、四神聪、四白、太冲；睡眠倒错，加上星、神门；喜怒无常等肝火偏盛者，加胆俞、太冲；心肾两虚，加神门、膻中；阴虚火旺者，加涌泉、行间；腰眼酸痛，加大椎、复溜、太冲、风池、合谷；阳虚者，加膏肓、中脘、阳陵泉、气海；血瘀痰阻，加丰隆、解溪；肝胆湿热重者，加肝俞、三焦俞、阳陵泉；久病肾虚者，加肾俞、三阴交；肌肉萎缩者，加脾俞、髀关、条口、风市；中风后平衡功能障碍，加长强。

操作：①手卡指压式星状神经节埋线术；②用 PGA 或 PGLA 线体对折旋转埋线法，或者胶原蛋白线注线法，1～2 号线。内关，直刺 0.5～1 寸；人中，向鼻中隔方向斜刺 0.3～0.5 寸；三阴交，沿胫骨内侧缘与皮肤呈 45°角斜刺，进针 1～1.5 寸；极泉，原穴沿经下移 1 寸，避开腋毛，直刺 1～1.5 寸；委中，仰卧时直腿抬高取穴，直刺 0.5～1 寸；尺泽，屈肘呈 120°角，直刺 1 寸；风池、完骨、翳风，针向结喉，进针 2～2.5 寸；合谷，针向三间穴，进针 1～1.5 寸；上廉泉，针向舌根 1.5～2 寸；金津、玉液，用三棱针点刺放血，出血 1～2mL；丘墟透向照海穴，深 1.5～2 寸，局部酸胀为度。每 2 周治疗 1 次，3 次为 1 个疗程。

【典型病例】

病例 1：邓某，男，44 岁。2002 年 3 月 12 日突发脑血管意外，住院治疗 33 天，出院后留下右侧偏瘫，于4月25日来本科室就诊。查体：神志清楚，语言欠流利，需人搀扶，右足跛行，直腿抬高10°，右上肢下垂，不能自主活动，被动活动尚能达到解剖部位，肌力无，肌张力Ⅱ级；有风心病史，心尖区可闻及Ⅱ度收缩期杂音和舒张期雷鸣样杂音；两肺呼吸音清；舌红绛，苔黄白厚，脉结代。辨证为营卫夹痰湿型。取右侧肩髃、曲池、合谷、天宗、环跳、足三里、丰隆、肝俞、三焦俞、阳陵泉、风市，每穴埋入2.5cm的羊肠线各一段；足三里、天宗用补法，顺经埋入1号线，其他穴位用2号线逆经埋入；时值夏初节气，埋入较深层次，未服用止痛药和抗生素，风心病药照服。5月19日二诊，自己单独行走，语言较流利，自述好转明显，肌力增加至Ⅳ级，稍跛行。舌淡红润，苔薄白，脉结代。上方去三焦俞、阳陵泉，加脾俞、髀关，按顺经补法埋入1号羊肠线。6月15日三诊，患者独自一人来诊，自述完全好转，查无跛行，肌力近Ⅴ级，肌张力Ⅳ级，语言流利，不愿再做治疗。为巩固疗效，又劝患者再做一次治疗，取6个主穴配肾俞、三阴交、肝俞、脾俞，顺经埋入较浅穴位（时值夏天）。随访1年，疗效巩固。摘自：王宗田，丁自力．穴位埋线治疗脑血管意外后遗症66例［J］．四川中医，2005，23（2）：91－92.

病例2：患者，男，62岁。患者2005年9月患中风，在某医院住院治疗后痊愈。2010年6月，患者晨起时突然出现呕吐，不能言语，当时意识清楚，被送往附近医院，CT示左基底部出血，并因意识不清行颅脑手术及相应治疗。术后该患者恢复意识，但言语不清，右侧肢体活动不利，诊断为脑出血后遗症。上肢取肩髃、曲池、合谷、天宗穴，下肢取环跳、足三里、丰隆、阳陵泉、三阴交、风市穴，背俞穴取脾俞、肝俞、三焦俞、肾俞穴，配合头针埋线。每次选择5～10穴进行埋线，每周治疗1次，患侧和健侧交替取穴。治疗5次后症状减轻，但仍感右边胳膊、腿脚麻木冰冷，右手无力，不能抬举，右腿僵直，不能屈伸，脚尖不能离地。继续治疗3个月，右手可上举超过头顶，右脚能抬离地面10cm。摘自：孙文善．PGLA微创埋线治疗中风后遗症［J］．上海针灸杂志，2011，30（1）：69.

参考文献

［1］宋晓磊，冯晓东．穴位埋线治疗脑卒中后肌张力障碍临床研究［J］．中医学报，2011，26（12）：1533－1534.

［2］杨本喻，毕世元，许斐，等．穴位埋线治疗中风偏瘫100例疗效分析［J］．中国针灸，1994，（5）：31－33.

［3］龙显武．针刺治疗中风后遗症体会［J］．成都中医药大学学报，1994，17（3）：46－48.

［4］许瀚．头针、体针加穴位埋线治疗中风偏瘫65例［J］．安徽中医学院学报，1996，

15（4）：43－44.

［5］黄维中，宁华英．穴位埋线治疗中风恢复期50例疗效观察［J］．遵义医学院学报，1996，19（34）：272－273.

［6］焦伟，范军铭．头穴埋线为主治疗中风后失语症317例［J］．辽宁中医杂志，1999，26（5）：230.

［7］郭秀丽．百会穴埋线为主治疗中风后失语症116例临床疗效观察［J］．中国医药学报，2001，16（3）：78.

五、高脂血症

由于脂肪代谢或运转异常而使血浆一种或多种脂质高于正常，称为高脂血症。脂质不溶或微溶于水，必须与蛋白质结合并以脂蛋白形式存在。因此，高脂血症常为高脂蛋白血症，表现为高胆固醇血症、高甘油三酯血症或两者兼有，临床上分为两类：①原发性：罕见，属遗传性脂代谢紊乱疾病；②继发性：常见于糖尿病控制不良、饮酒、甲状腺功能减退、肾病综合征、肾透析、肾移植、胆道阻塞、口服避孕药等。

血脂包括类脂质及脂肪，类脂质主要是磷脂、糖脂、固醇及类固醇；脂肪主要是甘油三酯。血浆中的胆固醇除来自食物外，人体的肝及大肠也能合成。当食物中摄入胆固醇过多或肝内合成过多时，胆固醇排泄过少，胆道阻塞，都会造成高胆固醇血症。甘油三酯是食物中脂肪经小肠吸收后，被消化为非化脂肪酸及甘油三酯，进入肠腔，经肠黏膜细胞再合成甘油三酯，并形成乳糜微粒，经胸导管进入血液循环。同样，甘油三酯也可在肝内利用碳水化合物—糖类为原料而合成，可见多食糖类亦可使甘油三酯升高。

【埋线治疗】

主穴：星状神经节、中脘、气海、梁门、天枢、膈俞、胰俞、丰隆、足三里、内关、三阴交、脾俞、肝俞、太冲。

配穴：脾虚湿阻型加脾俞、阴陵泉；胃热湿阻型加曲池、足三里；肝郁气滞型加肝俞、足三里；脾肾两虚型加肾俞、脾俞、关元；阴虚内热型加三阴交、肾俞；便秘者加腹结、上巨虚、足三里。

操作：①手卡指压式星状神经节埋线术；②用PGA或PGLA线体对折旋转埋线法，或者胶原蛋白线注线法。每2周治疗1次，3次为1个疗程。

【典型病例】

病例1：某女，47岁，会计，2005年5月11口初诊。主诉：进展性肥胖20年，加重1年余。现病史：患者自参加工作后，因工作性质平时很少活动，喜食甜腻之品。2003年，体重由20年前的45kg增至62kg，之后体重无明显诱因快速增加，现已达76kg。其间未行任何减肥治疗。现患者懒动嗜睡，无力，纳多，大便干，2～3日一行，小便可。无药物及食物过敏史。无严重肝肾功能损害等重大病史。有家族肥胖病史。查体：身高158cm，体重76kg，体重指数30.44，胸围96cm，腰围98cm，臀围106cm，腰臀围比值0.92。舌红，苔黄厚腻，脉滑。检查：FINS 15.77mU/mL，FBS 6.32mmol/L，IAI 10.03×10^{-3}，TG 3.19mmol/L，CHOL 6.84mmol/L，HDL－C 1.36mmol/L，LDL－C 2.69mmol/L。诊断：单纯性肥胖症（胃热湿阻型）。取穴：梁门、天枢、中脘、气海、丰隆、膈俞、胰俞、胃俞、足三里、曲池，采用穴位埋线疗法。6月10日治疗1个疗程后，患者感觉体力、精力较前明显改善。查体：体重68kg，体重指数27.24，胸围95cm，腰围89cm，臀围101cm，腰臀围比值0.88。检查：FINS 13.87mU/mL，FBS 6.01mmol/L，IAI 11.99×10^{-3}，TG 2.76mmol/L，CHOL 6.37mmol/L，HDL－C 1.40mmol/L，LDL－C 2.52mmol/L。7月10日，经两个疗程的治疗后，患者体力、精力大增，食量偏少，但有规律。睡眠可，二便调。查体：体重63kg，体重指数25.24，胸围93cm，腰围82cm，臀围96cm，腰臀围比值0.85。舌淡苔薄，脉缓和有力。检查：FINS 10.84mU/mL，FBS 5.88mmol/L，IAI 15.69×10^{-3}，TG 2.12mmol/L，CHOL 6.11mmol/L，HDL－C 1.42mmol/L，LDL－C 2.39mmol/L。经治疗后，体重下降12kg，半年内随访，体重及各项指标稳定，坚持健康的饮食和运动习惯。摘自：王晓燕．穴位埋线疗法治疗肥胖症及对胰岛素、血脂影响的临床研究［D］．济南：山东中医药大学，2003.

病例2：某男，60岁，教师。因心悸反复发作，伴头昏、心前区不适来诊。曾患过脑出血、偏瘫。1年前服过多种降压、降血脂药物，胆固醇最低降至12.7mmol/L。就诊时血压150/102mmHg，埋线前一天血清胆固醇为18.4mmol/L。先后于足三里埋线3次，里上穴埋线1次，2周后血清胆固醇降至11.1mmol/L。两个多月后复查胆固醇为9.2mmol/L。摘自：刘丕成．足三里穴位穿刺埋线对人体血清胆固醇的影响［J］．新中医，1980，(5)：39－40.

参考文献

［1］肖俊芳．背俞穴埋线加耳针治疗高脂血症临床研究［J］．中国针灸，2004，24(7)：468－470.

［2］王倩，丛苹，熊家轩．穴位埋线治疗肥胖型高脂血症52例疗效观察［J］．新中医，2005，37(6)：64－65.

［3］丛苹，金庆文，李莉芳，等．穴位埋线治疗肥胖型高脂血症及对血脂水平的影响

[J]. 中国社区医师，2006，22 (21)：45 -46.
[4] 安金格，李蜻，安俊岐，等. 穴位埋线治疗高脂血症的临床研究 [J]. 河北中医，2006，28 (8)：609 -610.
[5] 王凌云，毛红蓉，罗飞，等. 穴位埋线疗法治疗高脂血症的临床研究 [J]. 湖北中医杂志，2008，30 (9)：27.
[6] 李永凯，尹改珍. 穴位埋线治疗肥胖型高甘油三酯血症疗效观察 [J]. 中国针灸，2010，30 (10)：813 -815.
[7] 张丽芳. 穴位埋线治疗高脂血症的临床观察 [D]. 湖南中医药大学硕士学位论文，2012：1 -47.
[8] 杨才德. 星状神经节埋线治百病 [M]. 北京：中国中医药出版社，2017.

第三节　消化系统疾病

一、慢性胃炎

胃炎是指胃黏膜的炎症病变，急性胃炎是指胃黏膜的急性炎症，慢性胃炎则是指胃黏膜的慢性炎症。确诊有赖于胃镜加活组织检查。急性胃炎胃镜下可见充血、水肿、糜烂、出血等改变，甚至可出现一过性溃疡；慢性胃炎根据胃镜下所见分为充血渗出性胃炎、平坦糜烂性胃炎、隆起糜烂性胃炎、萎缩性胃炎、出血性胃炎、反流性胃炎和皱襞增生性胃炎 7 种。

慢性胃炎是指因各种原因所致的胃黏膜炎性病变。急性期多由化学性、物理性刺激、细菌及其毒素等引起。大量饮酒、暴饮暴食或摄入过烫或过于粗糙的食物，也可刺激或损伤胃黏膜而引起炎症。慢性期属于胃黏膜的非特异性慢性炎症，多由急性期延误治疗转变而成。长期饮食不洁、不节制或服用对胃有刺激性的药物、食物等，也可诱发慢性胃炎，同时也与精神、情绪因素、细菌及其毒素、营养不良等因素有关。

本病中医学称为胃脘痛、伤食、胃痛、心痛等，多由饮食不节或感受寒、湿、暑邪而阻于中焦，致脾胃功能失调所致，也因嗜食辛辣生冷、酗酒或忧思恼怒、气机不畅等所致。

【埋线治疗】

主穴：中脘透上脘、脾俞透胃俞、内关、足三里、阳陵泉、太冲。

操作：用 PGA 或 PGLA 线体对折旋转埋线法，或者胶原蛋白线注线法。每 2 周治疗1次，3次为1个疗程。

【典型病例】

病例1：刘某，男，55岁，社员，西丰县平岗乡吉祥村松云屯人，1985年5月15日来诊。自述胃脘部胀痛已二十余年，每当情志不畅或着凉后加重。发作时仅能进食米汤，嗳气反酸，恶心，呕吐物为苦水，腹冷肢凉。曾经乡卫生院X线钡餐透视，诊为慢性胃炎，经中药、西药治疗，时好时坏，经常发作，丧失劳动能力。体检：体温36℃，脉搏65次/分钟，呼吸20次/分钟，体重45kg。听诊：心、肺无异常。触诊：上腹部有压痛（+）。实验室检查值均在正常范围之内。诊断：慢性胃炎。遂取脾俞、胃俞、足三里、中脘埋线。3个月后随访，除偶有嗳气外，余症俱除。体重增至55kg，已能参加劳动。1988年7月随访，埋线治疗后胃炎一直未再复发。摘自：陈士杰，韩淑坤．穴位埋线治疗慢性胃炎和溃疡病166例疗效观察［J］．中医学报，1989，（2）：23－24.

病例2：某男，23岁，农民，2005年10月21日初诊。自诉胃部疼痛饱胀不适、嗳气、反酸、烧心、恶心8月余。8个月前不明原因出现胃部疼痛，伴嗳气、反酸、烧心、恶心、呕吐，经中西医反复治疗，效果不佳。胃镜检查确诊为胆汁反流性胃炎。刻下见：患者精神萎靡，形体消瘦，舌质红，苔黄腻，脉弦细。遂依上法行穴位埋线治疗，治疗1次后症状减轻，治疗3次后诸症全消，随访3个月未见复发。摘自：朱自涛．穴位埋线治疗胆汁反流性胃炎43例［J］．中国社区医师·医学专业半月刊，2008，10（2）：83.

参考文献

［1］孙瑞华．穴位埋线治疗慢性胃炎112例［J］．中原医刊，2004，31（1）：28－29.

［2］陈玉其．针灸治疗胆汁反流性胃炎近况［J］．上海针灸杂志，2003，22（12）：40－42.

二、消化性溃疡

消化性溃疡，主要指发生于胃和十二指肠的慢性溃疡，是临床多发病、常见病。溃疡的形成有各种因素，其中，酸性胃液对黏膜的消化作用是溃疡形成的基本因素，因此得名。酸性胃液接触的部位有食管下段、胃肠吻合术后吻合口、空肠以及具有异位胃黏膜的Meckel憩室。绝大多数的溃疡发生于十二指肠和胃，故又称胃及十二指肠溃疡。由于胃溃疡和十二指肠溃疡的病因和临床症状有许多相似之处，医生有时难以区分是胃溃疡还是十二指肠溃疡，因此往往诊断为消化性溃疡，或胃及十二指肠溃疡。

如果能明确溃疡在胃或十二指肠，那就可直接诊断为胃溃疡或十二指肠溃疡。

溃疡病属于中医学的“胃脘痛”“肝胃气痛”“心痛”“吞酸”等范畴，民间多称为“心口痛”“胃气痛”“胃痛”“饥饱痨”等。

【埋线治疗】

主穴：胃俞透脾俞、中脘透上脘、足三里。

操作：用PGA或PGLA线体对折旋转埋线法，或者胶原蛋白线注线法。每2周治疗1次，3次为1个疗程。

【典型病例】

病例1：患者，男，48岁，2009年9月20日就诊。胃脘疼痛2天，进食后疼痛加重，呈刀割样，空腹时疼痛减轻，伴有口苦、反酸。1个月前患者曾感口苦，胃中反酸，未引起重视，没有治疗。查体：胃脘下剑突处压痛（+）。X线钡餐透视可见龛影，龛影突出胃轮廓之外，周围可见辐射状黏膜皱襞，提示：胃溃疡。诊断：胃溃疡。治疗取穴：中脘、双侧胃俞，用羊肠线埋植。1个月后胃脘疼痛大减，口苦消失，胃中反酸减少。为巩固疗效，再进行第二次穴位羊肠线埋植。随访1年，胃脘疼痛消失，无反酸症状。摘自：李忠林．埋线治疗胃溃疡20例［J］．宁夏医科大学学报，2011，33（7）：694－695.

病例2：李某，男性，36岁，工人。自诉5个月前无明显诱因出现上腹部胀闷疼痛，攻窜两胁，遇情志不遂则加重，喜太息，伴有嘈杂、嗳气，偶有恶心，大便时干时稀，胸闷气短。在当地医院就诊，被诊断为胃溃疡，予以多潘立酮、雷尼替丁等药口服，效果不明显。复查胃镜显示：胃溃疡活动期（A期）。采用穴位埋线法治疗1周后，症状改善明显，继续巩固治疗，2周后复查，患者症状基本消失。胃镜显示：胃溃疡愈合期（H期）。摘自：马红学．穴位埋线治疗消化性溃疡30例疗效观察［J］．山西中医学院学报，2010，11（2）：24－25.

参考文献

［1］李白龙．消幽益胃汤联合埋线疗法治疗胃溃疡51例疗效观察［J］．亚太传统医药，2012，8（6）：58－59.

［2］于冬冬，滕迎春，范家英，等．郄穴为主埋线治疗胃溃疡27例［J］．上海针灸杂志，2013，32（7）：594.

三、慢性胆囊炎

慢性胆囊炎系指胆囊慢性炎症性病变，大多为慢性结石性胆囊炎，占85%～95%，少数为非结石性胆囊炎，如伤寒带菌者。本病可由急性胆囊炎反复发作迁延而来，也可慢性起病。临床表现无特异性，常见的是右上腹部或心窝部隐痛，食后饱胀不适，嗳气，进食油腻食物后可有恶心，偶有呕吐。老年人可无临床症状，称无症状性胆囊炎。

现代医学认为，本病的病因主要是细菌感染和胆固醇代谢失常，分为三种类型：①感染性胆囊炎，这是最常见的一种。胆囊病变较轻者，仅有胆囊壁增厚；重者胆囊壁可以显著肥厚、萎缩，囊腔缩小，以致功能丧失。②梗阻性胆囊炎，当胆囊管阻塞（结石等）时，胆汁潴留，胆色素被吸收，引起胆汁成分改变，刺激胆囊发生炎症。③代谢性胆囊炎，由于胆固醇的代谢发生紊乱，导致胆固醇沉积于胆囊的内壁上，引起慢性炎症。

【埋线治疗】

主穴：胆俞透肝俞、阿是穴、膈俞、期门、胆囊穴、足三里、阳陵泉。

操作：用 PGA 或 PGLA 线体对折旋转埋线法，或者胶原蛋白线注线法。每 2 周治疗 1 次，3 次为 1 个疗程。

【典型病例】

病例 1：王某，女，39 岁。患慢性胆囊炎 20 年，曾多次住院治疗，并需长期服用消炎、利胆等药物。1988 年 1 月行埋线治疗 1 次。主穴：胆俞。配穴：①日月；②胆囊穴。方法：找准主、配穴后常规消毒，盖无菌洞巾，用 0.5% 普鲁卡因局部麻醉，用 11 号刀片按上述穴位做纵向切口，长 0.5 ~ 0.8cm，用蚊式钳分离至肌筋膜下，并用钳夹数次，将消毒后的长 0.5cm 肠线 2 ~ 4 根（0 ~ 1 号）放入肌筋膜处，表皮缝合一针，盖消毒纱布，加压包扎，7 天后拆线。术后忌腥、辣食物 20 天，一般治疗 2 ~ 3 次，每次间隔时间为 2 个月。至 1989 年 7 月未见复发。摘自：盖景彬，程康杰．穴位埋线治疗慢性胆囊炎 67 例临床疗效观察 [J]．中原医刊，1990，25（3）：63.

病例 2：姜某，女，43 岁，1994 年 2 月 13 日就诊。病史：慢性胆囊炎 3 年。3 天前生气后引起右上腹疼痛加重，恶心呕吐，不思饮食。刻诊：右胁胀痛，沉闷不适。查体：右上腹压痛，可触及增大的胆囊，墨菲氏征阳性。舌质暗红，苔黄厚，脉沉弦。B 超示：胆囊 8.0cm × 3.9cm，囊内模糊。中医辨证：胆胀（胆囊炎），肝气郁滞兼肝胆湿热型。经埋线治疗 1 次，1 个月后症状、体征消失，B 超检查正常，临床治愈。随访 2 年未复发。摘自：宋宏杰，宋洪涛，宋永贵．穴位埋线治疗慢性胆囊炎疗效观察 [J]．中国针灸，2000，(9)：533 - 534.

参考文献

[1] 徐海云. 胆囊穴埋线治疗慢性胆囊炎 [J]. 中国针灸杂志, 2007, 27 (8): 628.
[2] 郑长才. 穴位埋线对慢性胆囊炎治疗作用观察 [J]. 中医药临床杂志, 2012, 24 (8): 741-742.
[3] 潘清容, 杨廷辉, 冷钰玲. 穴位埋线治疗慢性胆囊炎32例体会 [J]. 遵义医学院学报, 1996, 19 (2): 145.
[4] 孟昭奇. 穴位埋线治疗慢性胆囊炎90例 [J]. 中医外治杂志, 2001, 10 (2): 23.

四、溃疡性结肠炎

溃疡性结肠炎（又称慢性非特异性溃疡性结肠炎）是一种原因不明的慢性结肠炎，是主要发生在结肠黏膜层的炎症性病变，以溃疡糜烂为主，多累及远端结肠、直肠，亦可遍及全部结肠。临床常为慢性持续或反复发作，也可急剧起病而呈暴发性。腹泻为其常见症状，多呈血性黏液便，并有程度不同的腹痛、里急后重。本病可发生于各年龄组，但以20~40岁为多见，男女发病率无明显差异。

【埋线治疗】

取穴：大肠俞、足三里、天枢、三阴交、止泻（神阙上5分）、上巨虚。

操作：用PGA或PGLA线体对折旋转埋线法，或者胶原蛋白线注线法。每2周治疗1次，3次为1个疗程。

【典型病例】

病例：刘某，女，32岁。腹泻1年，每天大便7~8次，黏液血便，里急后重，左下腹痛。乙状结肠镜检查：黏膜明显充血水肿，距肛门7~16cm处黏膜粗糙，可见溃疡多处，大小不等，表面附有白脓苔，黏膜糜烂，触之易出血。大便培养无病原菌生长。诊为溃疡性结肠炎。埋线7天后，渐觉腹痛减轻，黏液血便减少。半个月后又进行第二次穴位埋线，大便每天2次，偶见黏液血便。1个月后大便基本恢复正常，症状消失，巩固治疗2个月。随访1年未复发。摘自：肖冠峰，周桂荣. 穴位埋线治疗溃疡性结肠炎76例 [J]. 新中医, 1999, 1: 24.

参考文献

[1] 吴焕淦，潘英英. 针灸治疗溃疡性结肠炎研究进展 [J]. 上海针灸杂志, 1998,

17（5）：44－46.
[2] 徐非，潘华，陈杰．特定穴埋线治疗溃疡性结肠炎的临床观察［J］．针灸临床杂志，1998，14（6）：41－42.
[3] 曾莉，谷守敏．二黄汤结合穴位埋线治疗溃疡性结肠炎疗效观察［J］．现代中西医结合杂志，2011，20（18）：2248－2249.
[4] 杨重兴，张红霞．溃结散配合穴位埋线治疗溃疡性结肠炎100例［J］．中医研究，2011，24（2）：65－67.
[5] 罗高国，郭新侠，杨洋．穴位埋线与灸法治疗溃疡性结肠炎疗效对比［J］．上海针灸杂志，2012，31（11）：822－823.

五、便秘

便秘是指排便频率减少，1周内大便次数少于2～3次，或者2～3天才大便1次，粪便量少且干结。但有少数人平素一贯是2～3天才大便1次且大便性状正常，此种情况不应认为是便秘；对同一人而言，如大便由每天1次或每2天1次变为2天以上或更长时间才大便1次时，应视为便秘。

便秘，从现代医学的角度来看，它不是一种具体的疾病，而是多种疾病的一个症状。便秘在程度上有轻有重，在时间上可以是暂时的，也可以是长久的。由于引起便秘的原因很多，也很复杂，因此，一旦发生便秘，尤其是比较严重的、持续时间较长的便秘，这样的患者应及时检查，查找引起便秘的原因，以免延误原发病的诊治，并能及时、正确、有效地解决便秘的痛苦，切勿滥用泻药。

便秘多见于老年人，可分为结肠便秘和直肠便秘两种。老年人牙齿多不健全，喜吃低渣精细饮食，因而缺少纤维素对肠壁的刺激，使结肠运转粪便的时间延长；加之老年人运动少，肠肌收缩力普遍下降，均易促成结肠便秘。老年人肛提肌和肛门括约肌松弛无力，造成粪便嵌塞在直肠窝内而形成直肠便秘。

便秘也可由肛周疾病（如痔、瘘、结肠癌、腹股沟直疝等）引起，某些铁、铝、钙制剂也可引起便秘。由于习惯性便秘患者往往长期服用泻剂，也可导致肠功能紊乱。

【埋线治疗】

主穴：大肠俞、天枢、上巨虚、归来、下巨虚、曲池、支沟。

配穴：热结加合谷；气滞加中脘、行间；久病体弱寒秘者加脾俞、胃俞；气虚加灸神阙。

操作：用PGA或PGLA线体对折旋转埋线法，或者胶原蛋白线注线法。每2周治疗1次，3次为1个疗程。

【典型病例】

病例1：马某，女，45岁，公务员。现病史：排便困难10年余，5～7天排便1次，时常需要使用“开塞露”辅助排便。入院后经结肠传输试验及排粪造影检查，诊断为结肠慢传输型便秘。首次埋线治疗后，自诉次日有肠鸣，第三天早晨即有排便，以后约每2天排便1次。后又经两次治疗，平均每1～2天排便1次。随访3个月，症状消失，无复发。摘自：彭辉，刘建平．穴位埋线治疗结肠慢传输型便秘32例［J］．现代中医药，2013，33（1）：54－55.

病例2：王某，女，50岁，1997年4月15日就诊。患习惯性便秘3年，近1个月加重。经检查排除肠道器质性病变。症见大便干结如栗，5天1次，临厕无力努挣，挣则汗出气短，面色白，神疲气怯，舌淡，苔薄白，脉弱。服果导片、番泻叶等，不见好转。据主证辨为脾虚气弱证。取穴：大肠俞、天枢、上巨虚。一次性穴位埋线，另加脾俞、胃俞、神阙，针刺用补法，加灸法，每日1次。治疗3次后，症状明显减轻。治疗1个疗程后，症状消失。随访半年无复发。摘自：李桂琴．穴位埋线配合针刺治疗习惯性便秘30例［J］．中医研究，2003，16（3）：49－50.

参考文献

［1］尹平，徐世芬，朱博畅，等．穴位埋线治疗功能性便秘51例［J］．河北中医，2012，34（4）：563－564.
［2］刘志霞，龚旺梅，刘志宏．穴位埋线治疗慢传输型便秘25例［J］．中医研究，2012，25（6）：60－62.
［3］闫海飞，王莉．穴位埋线治疗慢性便秘疗效观察［J］．上海针灸杂志，2012，31（3）：152－153.

六、痔疮

痔疮是直肠末端黏膜、肛管皮肤下痔静脉丛屈曲和扩张而形成的柔软静脉团，是发生在肛门内外的常见病、多发病。任何年龄均可发病，以20～40岁为多见，大多数病人随年龄的增长而加重。

【埋线治疗】

主穴：会阳、百会、承山、二白、秩边、飞扬、膈俞。

操作：用PGA或PGLA线体对折旋转埋线法，或者胶原蛋白线注线法。每2周治疗1次，3次为1个疗程。

【典型病例】

病例：王某，男，38岁。主诉：每天大便时肛门疼痛，大便带有鲜血，并感觉肛门有东西脱垂出来，有时血呈点滴而下，吃辛辣食物后更加明显。检查：肛门处肿痛，肛门周围皮肤有轻微湿疹。大便后肛门疼痛，大便时有鲜血，肛门指诊可触及痔结节。诊断：混合痔。在患者的上唇系带中部可见一米粒大突起，采用割治并配合埋线治疗一次。15天后症状消失，配合每日大便后用温盐水坐浴10～15分钟，早、晚各做提肛动作50次。随访1年无复发。摘自：宋守江．割治配合穴位埋线治疗痔疮43例临床观察［C］.//中国针灸学会．《针灸甲乙经》学术思想国际研讨会论文集．2012：151－152.

参考文献

［1］王勇华．穴位埋线治疗痔疮120例［J］．中国针灸，1999，（5）：298.
［2］杨凤．中药熏洗结合穴位埋线治疗痔疮113例的疗效观察［J］．中外医学研究，2013，11（12）：122.
［3］舒涛，李国栋，李春花．穴位注药埋线法对痔术后疼痛的疗效及安全性评价［J］．中医杂志，2010，51（4）：335－338.
［4］杨伟，张磊昌，王亮锋．穴位埋线超前镇痛干预混合痔患者术后疼痛的疗效观察［J］．针刺研究，2011，36（4）：292－295.

第四节　泌尿生殖系统疾病

一、遗尿症

遗尿症俗称尿床，通常指小儿在熟睡时不自主地排尿。一般至4岁时仅20%的小儿有遗尿，10岁时5%的小儿有遗尿，少数患者遗尿症状持续到成年期。没有明显的尿路或神经系统器质性病变者，称为原发性遗尿，占70%～80%。继发于下尿路梗阻（如尿道瓣膜）、膀胱炎、神经源性膀胱（神经病变引起的排尿功能障碍）等疾患者，称为继发性遗尿，患儿除夜间尿床外，日间常有尿频、尿急或排尿困难、尿流细等症状。

原发性遗尿的主要病因可有下列几种：①大脑皮层发育延迟，不能抑制脊髓排尿中枢，在睡眠后逼尿肌出现无抑制性收缩，将尿液排出；②睡眠过深，未能在入睡后膀胱膨胀时立即醒来；③心理因素，如患儿心理上认为得不到父母的喜爱，失去照顾，患儿脾气常较古怪、怕羞、孤独、胆小、不合群；④遗传因素，患儿的父母或兄弟姐妹中有较高的遗尿症发病率。

【埋线治疗】

主穴：关元、中极、三阴交、内关；肾俞、膀胱俞、足三里等。

操作：用 PGA 或 PGLA 线体对折旋转埋线法，或者胶原蛋白线注线法。每 2 周治疗 1 次，3 次为 1 个疗程。

【典型病例】

病例 1：某男，11 岁，尿床 5 年余，每夜尿 1～3 次。夜晚睡觉深沉，呼叫难醒，强拉下床仍迷糊不清，常抓身挠头，东站西走，不知所措，膀胱小，夜尿多，晚上渴而不敢喝水，学习紧张、喝水多、身体不舒服、阴天下雨时更容易尿床。多方服中药治疗，疗效不好，听别人介绍而来就诊。查体可见患儿清瘦，神志清，家族无遗传病史。做穴位埋线治疗，1 个疗程后，上述症状消失，夜晚能自行排尿。随访 1 年无复发。摘自：张俊峰．穴位埋线治疗儿童遗尿 86 例［J］．光明中医，2009，24（2）：335－336.

病例 2：某男，8 岁，2005 年 5 月 24 日初诊。有遗尿病史 1 年，时发时止，经检查已排除其他器质性疾病，发育正常，曾多次在省市级医院治疗，予中、西药口服，效果不佳，遂来就诊。追问病史，患者遗出之尿，尿量不多，但尿味腥臊，尿色较黄，平时性情急躁，或夜间梦语，唇红，苔黄，脉数有力。证属肝经湿热型小儿遗尿。治宜泻肝清热。按上述方法穴位埋线，每 2 周操作 1 次，共治疗 2 次，中药取龙胆草 3g，黄芩、栀子、木通、当归、柴胡各 6g，车前子（包煎）、生地黄、泽泻各 10g，甘草 3g。1 天 1 剂，水煎分 2 次服，7 天为 1 个疗程，共服 14 剂后，患儿未再遗尿。又埋线治疗 3 次后痊愈，随访半年未见复发。摘自：井辉明，孙秀萍．穴位埋线配合龙胆泻肝汤治疗肝经湿热型小儿遗尿 66 例［J］．陕西中医，2011，32（1）：78－79.

参考文献

［1］程少云．穴位埋线治疗遗尿 40 例［J］．中国针灸，1994，2：22.

［2］周德民，黄兴旗．穴位埋线治疗成人遗尿 18 例［J］．中国针灸，1996，2：24.

二、尿失禁

尿失禁，是由于膀胱括约肌损伤或神经功能障碍而丧失排尿自控能力，使尿液不自主地流出。可发于任何季节，但以秋、冬季节表现严重。尿失禁是任何年龄及性别人士都可能患的疾病，但以老人和女性为多。

尿失禁可由精神因素、神经系统疾病、分娩、外伤等引起，大多是因膀胱、尿道功能失调所致，如张力性尿失禁、紧迫性尿失禁、溢出性尿失禁等。其中，又以张力性尿失禁居多，因患者骨盆底部肌肉对尿道的控制能力下降，尿道括约肌的力量变得薄弱，抵挡不住膀胱积尿后增高的压力的冲击，使尿液不经意地流出，尤其在笑、哭、咳嗽、打喷嚏、站立、行走时易发生，安静或平卧时稍见缓解。故这种尿失禁又称压力性尿失禁。

【埋线治疗】

主穴：中极、关元、气海、阴陵泉、肾俞、膀胱俞、三阴交、中膂俞。

操作：用 PGA 或 PGLA 线体对折旋转埋线法，或者胶原蛋白线注线法。每 2 周治疗 1 次，3 次为 1 个疗程。

【典型病例】

病例 1：王某，女，50 岁，农民，2001 年 5 月 20 日初诊。主诉：咳嗽、大笑、弯腰干活时不自主溢尿 1 年。生育史：孕 3 产 3 流产 0，3 胎皆顺产。经阴道 B 超检查：膀胱角至耻骨弓的距离 4cm，膀胱颈的活动度为 25°。刻诊：面色晦暗，精神萎靡，畏寒，纳呆，大便溏薄，舌淡胖，边有齿印，苔白，脉沉细无力。辨证为脾肾阳虚之尿失禁。取足三里、肾俞、关元透中极、三阴交等穴埋线治疗，2 周治疗 1 次。治疗 4 次后间隔 20 天再埋线 4 次，同时配合功能锻炼，临床痊愈。B 超检查：膀胱角至耻骨弓的距离 2cm，膀胱颈活动度 18°，随访 1 年未复发。摘自：张采真，吕艳青．穴位埋线配合功能锻炼治疗压力性尿失禁临床观察［J］．中国针灸，2004，24（7）：457－458.

病例 2：时某，女，49 岁，小便失禁 5 年。小便频数，稍有尿意便来不及如厕，平时咳嗽、喷嚏、体力劳动过重或精神紧张时，小便自行流出，经常尿湿衣裤，病人为此感到非常苦恼，服用无数中西药无效。查尿常规（－），B 超示：膀胱无肿瘤、结石。以往无外伤史、埋线史。诊断为尿失禁，中医辨证为脾肾亏虚型。治拟健脾益肾，通利小便，调理膀胱气机。埋线取穴：中极、关元、气海、阴陵泉、三阴交。每次治疗间隔 15～20 日。连续治疗 3 次，临床痊愈。随访 2 年未复发。摘自：马立昌，单顺，张金霞．微创穴位埋线实用技术［M］．北京：中国医药科技出版社，2011：148－149.

参考文献

［1］赖满英．埋线疗法治疗长年尿失禁案［J］．上海针灸杂志，2004，23（10）：45.

[2] 王朝辉，李晨，王朝驹．中药加穴位埋线治疗轻度女性压力性尿失禁50例 [J]. 新疆中医药，2009，27（6）：16－17.
[3] 叶小缅，高诗倩，官敬，等．电针与穴位埋线治疗压力性尿失禁疗效的比较研究 [J]. 中国医学工程，2013，21（2）：72－73.

三、前列腺炎

前列腺炎是男性泌尿生殖系统的常见病。1978 年 Drach 提出前列腺炎综合征的概念，将前列腺炎分为四类：①急性细菌性前列腺炎；②慢性细菌性前列腺炎；③慢性非细菌性前列腺炎；④前列腺痛。

【埋线治疗】

主穴：中极、关元、水道、归来。

配穴：血瘀明显，配秩边、肝俞、太冲；气虚明显，配气海、足三里、肾俞、脾俞、胃俞；湿热较重，配阴陵泉、膀胱俞；伴有神经衰弱，配三阴交、内关、心俞；伴便秘，配天枢、上巨虚。

操作：用 PGA 或 PGLA 线体对折旋转埋线法，或者胶原蛋白线注线法，0～1 号线，每次取 3～4 穴。每 2 周治疗 1 次，3 次为 1 个疗程。

【典型病例】

病例 1：王某，男，29 岁，工人，1997 年 1 月 20 日就诊。主诉：尿急、尿频 3 个月，会阴坠痛 15 天。2 个月前经当地县医院诊为前列腺痛，给予酚苄明口服治疗，2 周后尿急、尿频症状明显减轻。因服药后头晕，于 1 个月前停服。半个月前无明显诱因出现尿急、尿频加重，伴会阴部坠痛，经当地县医院复诊后，又继服酚苄明 1 周无效而来诊。既往无尿路感染史。查体：尿道口无红肿及分泌物。肛诊：前列腺两侧对称，中央沟浅深适中，被膜光滑，无压痛，两侧肛提肌压痛明显。尿常规、前列腺液常规均正常。3 日后，前列腺液细菌培养结果阴性，复查前列腺液常规仍正常。诊为前列腺痛。给予长强穴注射埋线治疗 1 次。1 周后复诊，会阴坠痛消失，尿急、尿频减轻。继治 4 次后症状消失。随访 3 个月未复发。摘自：张培永．长强穴注射埋线治疗前列腺痛 60 例疗效观察 [J]. 中国针灸，1999，3：155.

病例 2：谢某，45 岁，农民，2008 年 3 月 2 日来诊。主诉：尿急、尿频、尿痛、夜尿多、下腹坠胀疼痛 1 年余。前列腺液细菌培养阳性。镜检：白细胞计数 18 个/HP，卵磷脂小体（+）。B 超检查：前列腺轻度肿大，膀胱内有少量残余尿。诊断：慢性前列腺炎合并前列腺轻度增生。曾用中、西药物治疗，症状无明显改善。经穴位埋线治疗3个疗程后，诸症消失，前列腺液细菌培养阴性。镜检：白细胞1~2个/HP，卵磷脂小体（+++）。B超检查：前列腺正常，临床治愈。后多次随访，均未复发。摘自：贾天鹏．穴位埋线治疗慢性前列腺炎68例临床观察［J］．甘肃中医，2011，24(5)：48-49.

参考文献

［1］郭应禄，李宏军．前列腺炎［M］.2版．北京：人民军医出版社，2007：62.
［2］黄鼎坚．穴位埋线疗法［M］．南宁：广西科学技术出版社，2000：1-4.

四、阳痿

阳痿是指男性在性生活时，阴茎不能勃起或勃起不坚或坚而不久，不能完成正常的性生活，或阴茎根本无法插入阴道进行性交。阳痿又称“阳事不举”等，是最常见的男子性功能障碍性疾病。偶尔1~2次性交失败，不能认为就是患了阳痿，只有在性交失败率超过25%时才能诊断为阳痿。国内有关调查表明，在成年男性中，约有10%的人发生阳痿。阳痿的发生率随年龄的增长而上升。男性在50岁以后，不少人会患阳痿；到了65~70岁时，阳痿的发生率达到高峰。但也因人而异，并非绝对。

阳痿多数属功能性，少数属器质性。其常见的原因有以下几个方面：①精神神经因素，如幼年时期性心理受到创伤，或新婚缺乏性知识，有紧张和焦虑的心理，或夫妻感情不和，家庭关系不融洽；或因不良习惯，如自慰用力过度，因此而使阴茎的敏感度降低，精神紧张，思想负担过重等；脑力或体力过度，或不良精神刺激，如过度抑郁、悲伤、恐惧等，或恣情纵欲，性生活过度等，均可引起大脑皮层功能紊乱而出现阳痿。②神经系统病变，下丘脑-垂体肿瘤或其他部位肿瘤，大脑局部性损害，如局限性癫痫、脑炎、脑出血压迫等，脊髓损伤、脊髓肿瘤、慢性酒精中毒、多发性硬化症、盆腔埋线损伤周围自主神经等，均可发生阳痿。③内分泌病变，如糖尿病、垂体功能不全、睾丸损伤或功能低下、甲状腺功能减退或亢进、肾上腺功能不足等，均可导致阳痿。④泌尿生殖器官病变，如前列腺炎、前列腺增生、附睾炎、精索静脉曲张等，常可导致阳痿。中老年患者由于前列腺炎和前列腺增生而引起阳痿。⑤药物影响，临床上很多药物对性功能有抑制作用，如利血平、胍乙啶、地高辛、安定、速尿、胃复安等，均可引起阳痿。

【埋线治疗】

主穴：星状神经节、足三里、关元、三阴交、太溪、肾俞、中极、阳陵泉、命门、长强、气海、百会。

操作：①手卡指压式星状神经节埋线术；②其余穴位用PGA或PGLA线体对折旋转埋线法，或者胶原蛋白线注线法。每2周治疗1次，3次为1个疗程。

【典型病例】

病例1：张某，男，38岁，1997年4月26日初诊。既往有手淫史，但婚后性生活正常，4年前因工作压力大，同房次数减少，感觉性欲减退，并偶有阳痿现象，之后逐渐加重，近两年同房从未成功。伴腰酸乏力，头晕，情绪不稳定，或抑郁，或烦躁不安，晨起口苦明显，舌淡苔白，脉弦细。诊断：阳痿。治宜培肾固本，疏调肝气。用本法治疗3次后，阴茎偶能勃起，但举而无力，自觉精神状态好转，信心倍增。治疗2个疗程后，阳痿已愈。1年后信访，疗效巩固。摘自：秦文栋．穴位注射埋线治疗阳痿68例［J］．山东中医杂志，2002，21（2）：94.

病例2：某男，41岁，2003年10月就诊。病史：该患者在4个月前到南方进行项目考核，在一朋友处（为饭店老板）住4天，在这4天里除了早餐正常吃外，中午直至半夜一直都在饮酒叙旧，每天醉意朦胧，回来后即阳事不举，痿而无用，并伴有浑身无力，精神萎靡，腰酸痛，阴囊潮湿、有异味，小便黄赤，大便秘结，舌苔黄，脉濡数。该患者体形肥胖，心、肺无异常，无外伤史。拟诊为湿热下注型阳痿。用穴位埋线法治疗，取穴肾俞、中极、阴陵泉、三阴交、长强，同时灸肾俞、三阴交，每10分钟便按上述方法操作治疗。1个月后，该患者自诉埋线1周后阴茎即能勃起并顺利性交，但时间较短。又行第二次埋线，2个月后患者来电话告之完全恢复正常。摘自：彭淑华，孟宪梅．穴位埋线加灸法治疗阳痿38例临床观察［J］．针灸临床杂志，2004，20（5）：35.

参考文献

［1］陈立煌，黄東枢，江杰士．中西医结合治疗阳痿41例分析［J］．遵义医学院学报，1992，15（3）：52－54.

［2］孙沫，张奇．穴位埋线疗法配合穴位药物注射治疗阴茎勃起障碍104例疗效观察［J］．黑龙江医药科学，2002，25（1）：9.

［3］彭淑华，孟宪梅．穴位埋线加灸法治疗阳痿38例临床观察［J］．针灸临床杂志，2004，20（5）：35.

［4］刘金竹，杨冠军．任督二脉为主穴位埋线治疗功能性阳痿42例［J］．上海中医杂志，2010，29（4）：242.

［5］杨才德．星状神经节埋线治百病［M］．北京：中国中医药出版社，2017.

五、早泄

早泄是最常见的射精功能障碍，发病率占成年男子的1/3以上。早泄的定义尚有争议，通常以男性的射精潜伏期或女性在性交中达到性高潮的频度来评价，如以男性在性交时失去控制射精的能力，则阴茎插入阴道之前或刚插入即射精为标准；或以女性在性交中达到性高潮的频度少于50%为标准来定义早泄，但这些都未被普遍接受。因为男性的射精潜伏期受年龄、禁欲时间长短、身体状况、情绪心理等因素影响，女性性高潮的发生频度亦受身体状态、情感变化、周围环境等因素影响。另外，射精潜伏期时间的长短也有个体差异，一般认为，健康男性在阴茎插入阴道2~6分钟发生射精，即为正常。

【埋线治疗】

主穴：星状神经节、肾俞、关元、中极、三阴交、肝俞、胆俞、心俞、膀胱俞、三焦俞、太冲、涌泉、长强、太溪。

操作：①手卡指压式星状神经节埋线术；②其余穴位用PGA或PGLA线体对折旋转埋线法，或者胶原蛋白线注线法，每次埋线3~5穴，穴位交替使用。每2周治疗1次，3次为1个疗程。

【典型病例】

病例1：徐某，男性，28岁，1996年12月28日初诊。患者诉早泄3年，阴茎勃起良好，约80%的性交次数中，阴茎未插入阴道即射精，偶能进入阴道亦不足15秒即射精。夫妇婚后同居3年未育，配偶1年前妇科检查正常。既往有手淫史，无其他重要病史。查体：无包茎及龟头包皮炎，前列腺液及精液化验正常。诊断：早泄。予注射埋线治疗，第一个疗程后性交时阴茎能插入阴道，但不足1分钟射精，第二个疗程后每次性交时间均能达到2分钟以上。4个月后患者配偶怀孕。摘自：张培永，秦文栋．穴位注射埋线治疗早泄72例［J］．中国民间疗法，2000，8（3）：8.

病例2：王某，24岁，婚前性生活过于放纵，婚后性能力下降，以致半年前出现早泄，每次不足1分钟或数秒钟即泄出，但勃起功能无异常。就诊时症见精神萎靡，腰膝酸软，舌质暗红，脉弦细，诊为早泄。用埋线方法治疗1个疗程后，患者诉其房事能进行5分钟之久，续用本法治疗2个疗程后，诉其房事达10分钟以上。又巩固治疗1个疗程，半年后随访未见复发。摘自：谈建新，李楠．穴位埋线治疗早泄60例［J］．光明中医，2011，26（4）：764－765.

参考文献

[1] 罗建华，张西芝．神阙穴埋线治疗慢性前列腺炎早泄38例［J］．实用中医内科杂志，1998，12（4）：15.

[2] 李清．穴位埋线治疗早泄11例［J］．时珍国医国药，2003，14（6）：285.

[3] 杜杰．穴位埋线配合中药外用治疗早泄63例［J］．江苏中医药，2007，39（9）：77.

[4] 赵星卫．穴位埋线治疗早泄的疗效观察［J］．中国性科学，2008，17（2）：29－30.

[5] 刘继红．男科手术学［M］．北京：北京科学技术出版社，2006.

[6] 姚文亮，陈胜辉．早泄的中医药治疗进展［J］．中国性科学，2007，16（5）：30－32.

[7] 周幸来，周举．男科疑难顽症特色疗法［M］．北京：金盾出版社，2006.

[8] 张惠敏，李鸣，余良．阴茎系带埋入羊肠线治疗早泄的疗效观察［J］．西北国防医学杂志，2011，32（2）：150.

[9] 杨才德．星状神经节埋线治百病［M］．北京：中国中医药出版社，2017.

第五节　运动系统疾病

一、颈椎病

颈椎病又称颈椎综合征，是颈椎骨关节炎、增生性颈椎炎、颈神经根综合征、颈椎间盘脱出症的总称，是一种以退行性病理改变为基础的疾患，主要由于颈椎长期劳损，骨质增生，或椎间盘脱出，韧带增厚，致使颈椎脊髓、神经根或椎动脉受压，出现一系列功能障碍的临床综合征。表现为颈椎间盘退变本身及其继发性的一系列病理改变，如椎节失稳或松动、髓核突出或脱出、骨刺形成、韧带肥厚和继发的椎管狭窄等，刺激或压迫了邻近的神经根、脊髓、椎动脉及颈部交感神经等组织，并引起各种症状和体征。

【埋线治疗】

主穴：颈2～7夹脊、风池、天柱、大椎。

配穴：神经根型加肩井、胛缝（位置：肩胛骨内缘压痛点）、曲池、合谷、后溪、养老；椎动脉型加百会、四神聪、太阳、头维、三阴交、太溪、行间；交感型加百会、四神聪、心俞、肝俞、胆俞、太冲；脊髓型加足三里、太阳、外关、委中、阳陵泉、环跳、胛缝。头顶痛配风池；偏头痛配翳明后5分压痛处，一般在乳突下1cm，胸锁乳突肌的后缘压痛明显处；麻木则根据神经节段适当选肩井、肩髃、外关、合谷、后溪；眩晕配晕听区、四渎；高血压配血压点、曲池；耳鸣、听力减退配翳风、听会、风市、阳陵泉下2寸；肢体发凉、发热配颈部相应夹脊穴。

操作：用PGA或PGLA线体对折旋转埋线法，或者胶原蛋白线注线法。夹脊穴，向脊椎方向呈75°角刺入或旁开夹脊穴呈45°角刺入，至针尖有抵触感即退针5分。大椎穴，快速进针，缓慢送针至1.5寸深，进针时针尖略朝上，使病人有酸麻感循督脉下行并达到肩臂。风池穴，向鼻尖方向进针1.5寸左右，使针感向头颈部放射。天柱穴，略向脊椎斜刺，针感向颈部放散为宜。胛缝穴，进针3~5分，有局部酸胀为宜。养老穴，取穴时手掌朝胸前，针尖向内关方向刺入。其他穴位常规操作。穴位可分为两组，每2周治疗1次，3次为1个疗程。

【典型病例】

病例1：刘某，女，48岁，教师，1990年3月16日来诊。主诉：颈肩痛11年，加重半年。伴左手指麻木无力，有时发凉，握力差，经多方治疗效果不明显。查体：前屈后仰旋转活动受限，左侧C_4、C_5、C_6压痛明显并向手指端放射，压颈试验（+），臂丛神经牵拉试验左侧（+），肱二、肱三头肌左侧反射明显减弱。X线颈椎照片提示：颈部生理曲度变直，C_4、C_5、C_6椎体后缘骨质增生，诊断为颈椎病（神经根型）。经进行穴位埋线5次后，疼痛完全消失，已恢复原来的工作。随访至今，未再复发。摘自：李献茂，李海祥．穴位埋线治疗颈椎病124例疗效观察［J］．中国针灸，1994，增刊：69-70.

病例2：钟某，男，45岁，干部，1992年5月初诊。1年前感觉颈部经常酸疼，右手指麻木，活动颈时伴摩擦音。近1个月症状加重，颈部僵硬疼痛，活动受限，坐卧不安。X线摄片提示颈椎生理弯曲消失，$C_{5\sim6}$椎体前后缘均有程度不同的骨质增生，$C_{5\sim6}$椎间隙变窄。临床检查：压颈、臂丛牵拉试验阳性。用上述穴位埋线治疗1次后，诸症尽去，随访至今未复发。摘自：哈治国．穴位埋线为主治疗颈椎病60例［J］．针灸临床杂志，1997，13（11）：34-35.

参考文献

［1］唐淑琴．穴位埋线治疗颈椎病［J］．山东中医杂志，1995，14（8）：358.
［2］徐三文．穴位埋线治疗颈椎病150例临床研究［J］．中医外治杂志，1996，（3）：

8－9.
[3] 徐三文，汪厚根，李芝兰，等．穴位埋线治疗颈椎病的临床研究［J］．中国针灸，1998，(5)：267－270.
[4] 欧广升，李金香．挑刺埋线治疗颈椎病98例临床观察［J］．湖南中医药导报，2000，6（4)：24－25.
[5] 李滋平．穴位埋线治疗椎动脉型颈椎病76例［J］．新中医，2000，(4)：24.
[6] 叶立汉，陆洁英，胡亚明．穴位皮下埋线治疗颈椎病的临床研究［J］．广州中医药大学学报，2005，22（4)：279－281.
[7] 杨才德，王玉明，薛有平，等．平刀针埋线法治疗神经根型颈椎病疗效观察［J］．中医临床研究，2012，4（21)：42－43.

二、肩周炎

肩周炎又称肩关节周围炎，俗称“凝肩”“五十肩”，以肩部逐渐产生疼痛，夜间为甚，逐渐加重，肩关节活动功能受限且日益加重，达到某种程度后逐渐缓解，直至最后完全复原为主要表现的肩关节囊及其周围韧带、肌腱和滑囊的慢性特异性炎症。肩周炎是以肩关节疼痛和活动不便为主要症状的常见病症，好发年龄在50岁左右，女性发病率略高于男性，多见于体力劳动者。如得不到有效的治疗，有可能严重影响肩关节的功能活动。肩关节可有广泛压痛，并向颈部及肘部放射，还可出现不同程度的三角肌萎缩。

肩周炎起病缓慢，病人往往记不清确切的发病时间，有的是在劳累受凉或轻微外伤后感到肩部隐痛或酸痛，有的则无任何明显诱因，只是在做某一动作（如梳头、穿衣、脱衣、系腰带）时出现疼痛或疼痛加重，按压局部可使疼痛减轻。有时疼痛可向肘、手、肩胛部放射。正常状态时呈自卫状态以保护患肢，遇过度劳累可引起剧烈的锐痛。夜间疼痛常可加重，常因变换体位和姿势而从睡梦中痛醒，患者为了减轻疼痛往往不敢取患侧卧位，少数疼痛严重者甚至彻夜难眠，严重影响病人的生活质量，给病人的身心造成不同程度的伤害。肩周炎的病程较长，可达数月至数年。这无疑会给患者带来很多痛苦和不便，但一般均不致引起严重后果。但有时少数病人可发展至关节完全强直，导致丧失生活和工作能力。因此，患了肩周炎以后，不论病情轻重，都不能掉以轻心，应当及时检查并在医生的正确指导下积极进行有效的治疗。

【埋线治疗】

主穴：肩前、肩髃、肩贞、曲池、肩井、条口透承山。

操作：用PGA或PGLA线体对折旋转埋线法，或者胶原蛋白线注线法。一般针刺入条口透承山并得到针感时，嘱患者活动肩关节，待疼痛有所缓解时，把线体放到穴位内。

【典型病例】

病例1：丁某，男，61岁，公务员，2010年11月20日来诊。述4年前出现左肩部酸、沉、痛，后逐渐加重。经过其他方法治疗，症状有所缓解，但因劳累、受寒等因素时轻时重，反复发作。2天前因冒雨提重物致肩周炎急性发作加重，现患者肩部呈撕裂样痛，尤以夜间为重。疼痛向颈部、肩胛、上臂三角肌及前臂背侧放散，不能做提物及梳头动作，并且穿衣困难。患肩活动范围明显受限，特别是外展、上举时症状加重。局部检查：左肩部三角肌萎缩，尤以后外缘为重，肩部肌肉僵硬，呈条索状结节，以左肩前内侧缘为重，一触即痛。左肩关节功能障碍，上举120°，抬肩60°，后伸25°，左手不能辅助进食及梳头。X线检查无特殊发现。诊断：迁延性肩关节周围炎。治疗：予埋线火针法治疗，治疗后第二天即嘱患者开始功能锻炼。共治1个月后，疼痛消失，功能恢复正常。随访两年未复发。摘自：于小利，周韶生，景丹丹，等．埋线火针治疗迁延性肩周炎临床疗效观察［J］．中国民族民间医药，2013，3：103－104.

病例2：周某，男，53岁，工人。主诉：左肩疼痛3月余。患者3个月前无明显原因出现左肩部疼痛，怕凉，尤以劳累、受凉后明显且夜间疼痛加剧。继而肩关节活动受限，上举不能过头，左臂平举60°左右，内旋20°，外展约160°，后伸100°，经厂医院针灸、内服中药、理疗、局部封闭等疗效不佳。1993年11月8日来诊，诊断为肩痹（肩关节周围炎）。给予埋线2次，服肩凝汤10剂，外敷松解散1个疗程，诸症消失，患肢活动自如，随访1年未见复发。摘自：牛庆强，王宝生．肩三针埋线综合治疗肩周炎［J］．山西中医，1995，6：36.

参考文献

［1］温木生．穿刺针行埋线和小针刀术治疗肩周炎的探讨［J］．河南中医药学刊，1998，13（1）：36－37.

［2］陈荷光．埋线治疗肩周炎78例［J］．浙江中医杂志，2006，41（6）：341.

［3］陈月珍，吴文珠．穴位埋线治疗肩周炎的护理［J］．中国中医急症，2008，17（6）：878－879.

［4］官红霞，高映辉．仿浮针式埋线法治疗肩周炎临床观察［J］．湖北中医杂志，2010，32（9）：64－65.

三、颈肩肌筋膜炎

颈肩肌筋膜炎，又称颈肩肌纤维组织炎或肌肉风湿症，一般是指筋膜、肌肉、肌腱和韧带等软组织的无菌性炎症，因致病因子侵犯颈、肩、背部的纤维组织而引起广泛的颈、肩、背部肌肉疼痛及痉挛等的一组临床症状。

筋膜炎有很多类型，比如颈肩肌筋膜炎、嗜酸性筋膜炎、结节性筋膜炎等。颈肩肌筋膜炎（此症牵扯病区极广），发病原因有劳累，还可能与外伤或感染有关。该病的病变处伴有疼痛、麻木或感觉异常（或有肿块）。人体生理学证明，颈椎是脊柱中活动范围最大，也是最为灵活的部位。为了能在活动时保持精确平衡，颈部肌筋膜层次众多，深浅重叠。人低头俯身时，颈肩肌筋膜就会受到牵拉，时间一长容易发生退变，造成纤维弹性降低，以致肌肉活动时不能协调地同步伸缩，甚至不能回缩。于是，颈椎活动时，肌肉与筋膜不断发生摩擦牵扯，最终引起无菌性炎症。在其他诱发因素的作用下，这种炎症会加重，造成局部水肿，甚至粘连而引起疼痛。

【埋线治疗】

主穴：阿是穴、天宗、肩外俞、肩中俞、天柱、风门、曲垣、风池。

操作：用 PGA 或 PGLA 线体对折旋转埋线法，或者胶原蛋白线注线法。以透穴为主，取阿是穴，顺着肌肉走行方向透刺，待有较强的酸胀感时，施以上下左右的摇摆剥离，以解除局部的粘连和挛缩、硬结，然后将线埋入穴内。每 2 周治疗 1 次，3 次为 1 个疗程。

【典型病例】

病例 1：杨某，女，27 岁，2009 年 6 月 11 日初诊。患者诉近两年来，常感颈肩部酸胀、疼痛、重着，遇寒则症状加重，得温痛减。服用解热镇痛药，症状可缓解，但常反复发作。舌质淡红，苔薄白，脉弦细。查体：局部肌肉板滞，肩胛内上角及肩胛间区可触及条索状物。颈椎 X 线片提示：C_3 轻度骨质增生。经埋线治疗 3 次后，颈肩酸胀疼痛感明显减轻，肩胛内上角及肩胛间区条索状物明显变小，局部板滞感消失。继续治疗 2 次后，症状完全消失，随访半年无复发。摘自：李瑾．痛点埋线治疗颈肩肌筋膜炎 25 例疗效观察［J］．云南中医中药杂志，2012，33（5）：45.

病例 2：姜某，女，32 岁，农民。自诉后背疼痛 4 年余。每因劳累过度，阴雨天、受凉而发作。感觉后背沉重，如压巨石，疼痛难忍，严重影响日常生活。经多方治疗无效，故来就诊。检查：肩背斜方肌处两侧各有 3cm×2.3cm×1.5cm 的条索状结节，并有明显压痛。埋线治疗后，疼痛立即消失。随访 1 年余无复发。摘自：卑勐．以足部反射区埋线为主治疗 18 例肩背部肌筋膜炎的疗效观察［J］．双足与保健，2001，（1）：20.

参考文献

[1] 唐红梅，王素娥，李炜．快速埋线治疗颈肩肌筋膜炎［J］．中国临床康复，2003，7（11）：1732.

[2] 李虹．痛点埋线治疗颈肩肌筋膜炎60例临床观察［J］．长春中医药大学学报，2009，25（6）：887.

四、腰椎间盘突出症

腰椎间盘突出症，是临床上较为常见的腰部疾患之一，是骨伤科的常见病、多发病。主要是因为腰椎间盘（髓核、纤维环及软骨板），尤其是髓核，有不同程度的退行性改变后，在外界因素的作用下，椎间盘的纤维环破裂，髓核组织从破裂之处突出（或脱出）于后方或椎管内，导致相邻的组织（如脊神经根、脊髓等）遭受刺激或压迫，从而产生腰部疼痛、一侧下肢或双下肢麻木疼痛等一系列临床症状。

腰椎间盘突出症是西医的诊断，中医没有此病名，而是把该症统归于“腰痛”“腰腿痛”这一范畴内。对于腰腿痛，中医学早有记载，认识也很深刻。

【埋线治疗】

主穴：腰夹脊（椎间盘突出的节段）、阿是穴、肾俞、大肠俞、委中、承山、阳陵泉、悬钟、丘墟。

配穴：①寒湿腰痛（腰部冷痛重着，转侧不利，逐渐加重，每遇阴雨天或腰部感寒后加剧，痛处喜温，得热则减，苔白腻而润，脉沉紧或沉迟），配腰阳关及双侧阴陵泉。②湿热腰痛（腰髋弛痛，牵掣拘急，痛处伴有热感，每于夏季或腰部着热后痛剧，遇冷痛减，口渴不欲饮，尿色黄赤，或午后身热，微汗出，舌红，苔黄腻，脉濡数或弦数），配三阴交、曲池，均为双侧。③瘀血腰痛（痛处固定，或胀痛不适，或痛如锥刺，日轻夜重，或持续不解，活动不利，甚则不能转侧，痛处拒按，面晦唇暗，舌质隐青或有瘀斑，脉多弦涩或细数，病程迁延，常有外伤、劳损史），配血海、三阴交，均为双侧。④肾虚腰痛（腰痛以酸软为主，喜按喜揉，腿膝无力，遇劳则甚，卧则减轻，常反复发作，偏阳虚者则少腹拘急，面色白，手足不温，少气乏力，脉沉细，偏阴虚者则心烦失眠，口燥咽干，面色潮红，手足心热，舌红少苔，脉弦细数），配命门及双侧太溪、涌泉。⑤下肢足太阳膀胱经放射痛，取殷门、承山；下肢足少阳胆经放射痛，取环跳、风市、阳陵泉、悬钟；混合型，取环跳、承山、阳陵泉、悬钟。⑥臀部痛甚者，加环跳、承扶；大腿部痛甚者，加风市、殷门；踝部痛甚者，加昆仑、太溪。

操作：用PGA或PGLA线体对折旋转埋线法，或者胶原蛋白线注线法。每次取8～10个穴位，每2周治疗1次，3次为1个疗程。

【典型病例】

病例1：王某，男，42岁，2010年1月16日初诊。自诉间断性腰腿痛发作5年余，症状时轻时重。近半年疼痛加剧，腰骶部及左下肢外侧疼痛，活动时疼痛加剧，行走时呈间歇性跛行。经腰椎CT检查，确诊为“$L_{4\sim5}$、$L_5\sim S_1$椎间盘突出症”。现症：腰骶部刺痛，痛有定处，仰俯及下蹲时活动不利，痛处拒按，左下肢外侧疼痛并呈放射性，伴麻木感，舌质暗红，有瘀点，苔薄白，脉涩弦。查体：左下肢直腿抬高试验阳性。患者既往有腰部外伤史。诊断：腰椎间盘突出症（气滞血瘀）。治法：行气活血，舒筋通络。取穴：肾俞、腰阳关、阿是穴、委中、膈俞、环跳、风市。埋线治疗1次后，患者自述诸症明显好转，腰腿痛减轻，但腰部前屈后伸尚不利。共治疗3次，患者症状消失，活动正常。随访1年，未见复发，唯繁重劳动后，腰腿部仍感不适，但休息后能自行缓解。摘自：朱俊岭．穴位埋线治疗腰椎间盘突出症81例［J］．陕西中医，2012，33（4）：475－476.

病例2：患者，男，56岁，2001年3月26日就诊。患者痛苦面容，由家人搀扶走进门诊，上床翻身均由家人协助。主诉：20天前因抬米袋用力过猛，腰部突然剧痛，放射至左腿。既往史：2年前因运动不慎而损伤腰部，牵拉左臀及左腿痛。当时经某医院诊断为腰椎间盘突出症，经多方治疗能维持工作。现病史：患者腰痛牵扯左臀至后腿及小腿外侧，足背疼痛麻木，活动受限，逐渐加重半月余。查体：腰部无明显凸起及侧弯，$L_{4\sim5}$、$L_5\sim S_1$压痛明显。左侧相应腰椎棘突旁压痛明显，并有传电感至足。压颈试验阳性，直腿抬高和足背屈试验阳性。CT扫描报告：$L_{4\sim5}$骨质增生，$L_{4\sim5}$、$L_5\sim S_1$椎间盘突出，脂肪间隙消失，硬膜囊及相应神经根受压。经常规治疗，症状未减，遂给予埋线治疗。自$L_2\sim S_1$椎间隙旁取膀胱经诸穴及督脉的命门、腰阳关穴，并取双侧秩边及环跳穴，上述诸穴均埋线。经1次治疗，症状明显减轻，治疗3次后症状基本消失。为巩固疗效，共治疗5次，临床痊愈。随访至今未复发。摘自：柏树祥．穴位埋线治疗腰椎间盘突出症疗效观察［J］．中国民间疗法，2012，20（5）：12－13.

参考文献

［1］谢惠云，张家维．穴位埋线治疗腰椎间盘突出症临床观察［J］．新中医，2012，44（8）：122－123.

［2］李少敏，周瑾，谢继萍．腰肌增强训练结合穴位埋线治疗腰椎间盘突出下腰疼痛近期疗效观察［J］．宁夏医学杂志，2012，34（6）：525－526.

[3] 张志强，何希俊，白伟杰，等．穴位埋线治疗腰椎间盘突出症的临床研究［J］．中国医学工程，2013，21（8）：95－96.
[4] 刘翠翠．经络段埋线治疗气血瘀滞型腰椎间盘突出症的疗效探讨［D］．济南：山东中医药大学，2003：1－51.
[5] 李生棣，王玉明，刘成堂，等．电针、穴注、埋线“华佗夹脊”穴治疗腰椎间盘突出症疗效观察［J］．中国针灸，2000，（9）：541－542.
[6] 郑祖刚，赵和庆，诸方受．穴位注射加埋线治疗腰椎间盘突出症术后复发21例［J］．中医正骨，2000，12（12）：24.

五、腰椎骨质增生

骨质增生与关节软骨的退行性病变有关，腰椎的骨质增生是中年以后，随着年龄的增加，机体各组织细胞的生理功能也逐渐衰退老化，退化的椎间盘逐渐失去水分，椎间隙变窄，纤维环松弛并向周边膨出，椎体不稳，纤维环在椎体边缘外发生撕裂，导致髓核突出，将后纵韧带的骨膜顶起，其下面产生新骨，形成骨刺或骨质增生。也有人认为，椎间盘退变萎缩后，椎体向前倾斜，椎体前缘在中线为前纵韧带所阻，两侧骨膜掀起，骨膜下形成新骨。另外，局部的受压也是引起骨质增生的主要因素，腰椎椎体边缘受压较重，故此处骨质增生的发生也较常见。腰椎骨质增生发病缓慢，早期症状轻微，不易引起重视，仅表现为腰腿酸痛，时轻时重，尤以久坐、劳累后或晨起时疼痛明显，适当活动或休息后减轻。当椎间盘退变后，椎体变形，相邻椎体间松弛不稳，活动时自觉腰部僵硬，疼痛无力。退变后形成的骨赘刺激，可使腰部僵硬感更加明显，休息时重，稍活动后减轻，过劳则加剧。一旦增生使脊神经受压，可引起腰部的放射痛，也可出现腰腿痛及下肢麻木。若椎体的后缘增生而致椎管狭窄，压迫马尾神经，则出现马尾神经受压综合征，临床有间歇性跛行症状。椎体前缘增生及侧方增生时，可压迫和刺激附近的血管及自主神经而产生功能障碍。

【埋线治疗】

主穴：三焦俞、气海俞、关元俞、肾俞、大肠俞、阳陵泉、腰夹脊、腰部阿是穴。

配穴：肝俞、脾俞、太冲、内庭、足临泣。坐骨神经痛加秩边，伴臀上皮神经痛取居髎，臀中皮神经痛取环跳，臀下皮神经痛取承扶，尾椎痛在八髎上找敏感点。

操作：用PGA或PGLA线体对折旋转埋线法，或者胶原蛋白线注线法。每2周治疗1次，3次为1个疗程。

【典型病例】

病例：王某，女，38岁，陕西长安人，2003年4月20日就诊。主诉：间歇性腰痛，伴双下肢后外侧疼痛无力9年，近日疼痛加重，伴双下肢痿软无力、发凉、行走困难。曾在几家医院行针刺、封闭、理疗、贴膏药及针刀松解等治疗均无效。某医院医生建议手术治疗，因畏惧手术，经亲友介绍来诊。X线片：$L_{1\sim5}$均有唇样骨质增生。CT检查报告：L_1椎间盘向后方突出，硬膜囊受压。查体：$L_{1\sim5}$棘旁双侧均有明显压痛，腰椎脊柱后突，直腿抬高试验左侧50°，右侧65°。以三步定位诊断及检查报告，诊断为：骨质增生症；腰椎间盘突出症；椎管狭窄症。用上法针刺20次，配合埋线2次后，疼痛消失，双下肢有力，行走自如，直腿抬高试验阴性。为巩固疗效，再针刺1个疗程并配合埋线，随访2年无复发。摘自：杨东方，连海丹，邹艳妹．针刺配合埋线治疗腰椎综合征500例［J］．研究与报道，2005，9：94.

参考文献

［1］刘丕成．穴位埋线治疗腰椎骨质增生50例疗效小结［J］．上海针灸杂志，1983，3：31－32.

［2］杨培智．穴位埋线治疗腰椎骨关节病［J］．现代康复，2001，5（2）：123.

［3］车爱红，高映辉．埋线疗法治疗腰椎骨质增生症疗效观察［J］．湖北中医杂志，2010，32（3）：70－71.

六、骨性关节炎

骨关节炎又称骨退变性关节炎、增生性关节炎、肥大性关节炎等，是以软骨细胞丧失、关节周围骨质增生为特点的关节病，临床可分为原发性骨关节病和继发性骨关节病。原发性骨关节病是指不明原因的骨关节病；继发性者与创伤、代谢、内分泌紊乱及长期服用激素有关。

【埋线治疗】

主穴：大杼（骨会）、膈俞（血会）、膻中（气会）、阳陵泉（筋会）。

配穴：血海、梁丘、膝眼、阿是穴。

操作：用PGA或PGLA线体对折旋转埋线法，或者胶原蛋白线注线法。每2周治疗1次，3次为1个疗程。

【典型病例】

病例：王某，女，60岁。主诉：双膝乏力、疼痛、下蹲受限8年，加重6个月。查体：双膝内外膝眼处压痛，左膝屈曲80°，外旋10°，右膝屈曲100°，外旋15°，下蹲明显受限。X线片显示：双膝髌骨软化，脂肪垫钙化，胫骨平台及髁间脊骨质增生明显，膝关节周围韧带钙化，关节面软骨磨损，脱落，间隙变窄、不等宽，关节变形，以左膝为甚。诊断：骨性关节炎。埋线犊鼻、外膝眼、阴陵泉。1个月后复诊，双膝关节疼痛明显减轻，下蹲功能明显改善，继续埋线鹤顶、阳陵泉、委中。治疗两个月后复查，双膝乏力、疼痛已消失，下蹲恢复正常。查体：双膝内外膝眼无压痛，左膝屈曲140°，外旋20°，左膝屈曲145°，外旋20°。X线显示：双膝髌骨密度、关节面正常，脂肪垫恢复正常，胫骨平台及髁间脊骨质增生明显消失，膝关节周围韧带密度正常，关节软骨修复明显，关节间隙变宽，关节力线恢复正常，已达到临床好转标准。又在梁丘、内膝眼、阿是穴埋线治疗，巩固疗效。摘自：马立昌，单顺，张金霞．微创穴位埋线实用技术［M］．北京：中国医药科技出版社，2011.

参考文献

［1］张乃峥，施全胜，张雪哲．膝骨关节炎的流行病学调查［J］．中华内科杂志，1995，2：84－86.

［2］周颖芳，李万瑶．血海穴的效用［J］．蜜蜂杂志，2003，（2）：27.

［3］钟伟泉，老锦雄，李树成，等．内外膝眼穴不同刺法对退行性膝关节炎疗效差异的观察［J］．光明中医，2011，26（1）：108－109.

［4］费梅．温针灸治疗膝关节退行性骨关节炎42例［J］．针灸临床杂志，2005，21（4）：40.

［5］武永利，张跃全，刘荣清．温针灸治疗膝关节骨性关节炎60例疗效观察［J］．新中医，2006，38（1）：66－67.

［6］张广立，周晶，文宁．靳三针为主治疗膝骨性关节炎34例疗效观察［J］．中国中医药科技，2007，14（4）：260.

七、骨质疏松症

骨质疏松症是一种以低骨量和骨组织微结构破坏为特征，导致骨质脆性增加和易于骨折的全身性骨代谢性疾病。本病常见于老年人，但各年龄时期均可发病。骨质疏松症可分为原发性和继发性两类，原发性骨质疏松症系指不伴引起本病的其他疾患；继发性骨质疏松症则是由于各种全身性或内分泌代谢性疾病引起的骨组织量减少。此外，按发生部位亦可分为局限性和泛发性两类。

【埋线治疗】

主穴：肾俞、命门、关元、委中、太溪、脾俞、腰阳关、阳陵泉、足三里、悬钟。

操作：用PGA或PGLA线体对折旋转埋线法，或者胶原蛋白线注线法。每2周治疗1次，3次为1个疗程，配上艾灸能提高疗效。

【典型病例】

病例：陈某，女，68岁，退休教师，2008年10月就诊。主诉：全身乏力、腰背疼痛反复发作3年，复发加重半个月。查体：胸椎中下段后凸畸形，右侧棘旁肌肉压痛、条索状，L_1、L_2棘突压痛、叩击痛，L_3、L_4、L_5棘旁肌肉压痛。胸腰X线片示：胸椎中下段后凸畸形，L_2压缩性骨折，骨质疏松。实验室检查：血钙2mmol/L，尿钙1273mmol/24h。诊断：骨质疏松症。经穴位埋线治疗3个疗程，腰背痛消失，复查血钙、尿钙正常。随访1年未复发，生活如常。摘自：赵军．应用八会穴埋线治疗骨质疏松症疗效观察［J］．中国医疗前沿，2010，5（17）：45.

参考文献

［1］林志苇，潘文谦．肾俞穴位埋线治疗原发性骨质疏松症5年骨折率调查［J］．中国针灸，2010，30（4）：282－284.

［2］中国老年学学会骨质疏松委员会骨质疏松诊断标准学科组．中国人原发性骨质疏松症建议诊断标准（第二稿）［J］．中国骨质疏松杂志，2000，6（1）：1－3.

［3］林志苇，黎健，高丽萍，等．肾俞穴位埋线对原发性骨质疏松症骨密度影响的研究［J］．中国骨质疏松杂志，2006，12（4）：381－383.

［4］刘忠厚．骨矿与临床［M］．北京：中国科学技术出版社，2006.

［5］杨廉，刘媛媛，路墩，等．温针灸“肾俞”穴对老年雌性大鼠性激素的影响［J］．中国针灸，2001，21（3）：172－173.

八、梨状肌综合征

梨状肌综合征是指由于梨状肌损伤而压迫坐骨神经所引起的一侧臀部、腿部疼痛为主的病证。梨状肌是臀部的深部肌肉，从骶椎前面开始，穿出坐骨大孔，而将其分成梨状肌上孔与下孔，止于股骨大转子。梨状肌的作用主要是协同其他肌肉完成大腿的外旋动作。坐骨神经走行恰好经梨状肌下孔穿出骨盆到臀部。可见，梨状肌和坐骨神经的解剖关系非常密切，梨状肌若受损伤或梨状肌与坐骨神经解剖发生变异，就可能使坐骨神经受到挤压而发生各种症状。

梨状肌损伤是导致梨状肌综合征的主要原因，大部分患者都有外伤史，如闪、扭、跨越、站立、肩扛重物下蹲、负重行走及受凉等。某些动作（如下肢外展、外旋或蹲位变直位时）使梨状肌拉长、牵拉而损伤梨状肌。梨状肌损伤后，局部充血水肿或痉挛，反复损伤而致梨状肌肥厚，可直接压迫坐骨神经而出现梨状肌综合征。其次，梨状肌与坐骨神经的解剖关系发生变异，也可导致坐骨神经受压迫或刺激而产生梨状肌综合征。此外，妇科疾患（如盆腔卵巢或附件炎症）以及骶髂关节发生炎症时也有可能波及梨状肌，影响通过梨状肌下孔的坐骨神经而发生相应的症状。因此，对于此病的女性患者还需了解有无妇科炎症疾患。

【埋线治疗】

主穴：阿是穴（梨状肌体表投影线上）、承扶。

配穴：小肠俞、殷门、风市、阳陵泉。腰部疼痛加肾俞透大肠俞。

操作：用PGA或PGLA线体对折旋转埋线法，或者胶原蛋白线注线法。患者侧卧屈膝位，患侧在上，医者用右手大拇指均匀用力地寻找压痛点，阿是穴确定位置后，持针快速入皮，缓慢进针，进针深度以贯通梨状肌筋膜为度，有异感时退针少许，将线埋入。每次治疗，以痛点处穿刺有松动感为度。每2周治疗1次，3次为1个疗程。

【典型病例】

病例：万某，男，53岁。患者2年前不慎扭伤髋部，左侧臀部呈刀割样疼痛，并向股后、小腿外侧放射，诊断为梨状肌综合征，经封闭后疼痛减轻，但反复发作。就诊前2天因受凉致疼痛复发，并渐加重，患侧臀部呈持续性刀割样剧痛，用拇指可触及梨状肌呈局限性束状隆起，压痛明显，患侧腘窝、小腿外侧、外踝部压痛亦较明显。阿是穴、承扶埋线治疗，15天后痊愈，随访2年无复发。摘自：马立昌，单顺，张金霞.微创穴位埋线实用技术[M].北京：中国医药科技出版社，2011.

参考文献

[1] 徐三文.穴位埋线治梨状肌综合征58例[J].国医论坛，1997，12（2）：36.

[2] 孙轶博，韦建芳，曲宝瑞.穴位注射加植线治疗梨状肌综合征所致下肢痛[J].中国临床康复，2003，7（29）：4027.

第六节 神经系统疾病及精神疾病

一、面神经麻痹

面神经麻痹是指茎乳孔内非化脓性炎症所引起的周围性面神经麻痹，又称为Bell麻痹。18世纪以后有了本病病理生理的记录，以后则由于神经电生理学的进步，认为引起面神经麻痹的病因有外伤、肿瘤、血管病、压迫、炎症（梅毒、中耳炎）、神经炎。面神经最常见的疾病即是 Bell 麻痹，男女发病相等，并可发生在任何年龄和一年中的任何季节。其主要的病理变化是面神经管内面神经及神经鞘的水肿，由于面神经管的容积有限，使面神经受到压迫而造成功能的障碍，特别是茎乳孔内的，这种轴突的变化可能是造成恢复不良的重要原因。本病属于中医学“中络”“痹证”“面痛”等范畴。

【埋线治疗】

取穴：牵正透颊车、四白透颧髎、翳风、太阳、地仓、合谷、下关透止痉、阳白透头光明、曲池，四白、阳白透太阳，颊车透地仓、承浆透地仓、地仓透迎香、足三里。

操作：用 PGA 或 PGLA 线体对折旋转埋线法，或者胶原蛋白线注线法。每 2 周治疗 1 次，3 次为 1 个疗程。

【典型病例】

病例 1：某男，60 岁，许昌县人，1993 年 4 月 6 日就诊。患面神经麻痹半年，经药物、针灸治疗后症状减轻，但仍遗留左侧眼睑闭合不全，两侧额纹不对称，左侧鼻唇沟变浅，口角斜向健侧，患者不能鼓气，经太阳透下关、地仓透颊车、攒竹透鱼腰埋线治疗后，1 个月后复诊，口眼㖞斜症状消失，面部恢复正常。摘自：药玲．穴位埋线治疗周围性面神经麻痹 50 例［J］．实用中西医结合杂志，1997，10（14）：1405.

病例 2：吕某，男，27 岁，服役军人，1989 年 10 月来诊。患者素日体质较弱，汗出，消瘦，晨起突然口眼㖞斜，口㖞向左侧，右眼闭合不能，右侧鼻唇沟变浅，口角流涎，言语欠清，在某医院局部针刺治疗半个月，未见明显好转，四处求医未愈，直至 3 个月以后才来诊，诊断为面神经麻痹，予以埋线治疗，临床痊愈。摘自：巨建芳，杨存珍．穴位埋线治疗慢性面神经麻痹 60 例［J］. 2000，16（3）：38.

参考文献

［1］李志名，冯玉文，叶成鸽，等．中西医结合针灸为主治疗周围性面神经麻痹 600 例总结［J］．北京医学，1980，2（4）：197－199.

［2］陈新，潘碧轩．埋线治疗面神经麻痹 100 例疗效观察［J］．内蒙古中药，1990，（2）：18.

［3］徐玉英，房奎．埋线治疗面神经麻痹［J］．河北中西医结合杂志，1997，6（6）：1021.

[4] 伏瑞修. 穴位埋线治疗顽固性面瘫57例 [J]. 上海针灸杂志，1994，13（4）：163.

二、神经性头痛

神经性头痛是由血管收缩功能障碍和某些体液物质代谢紊所引起的一种发作性疾病。包括紧张性头痛、功能性头痛及血管神经性头痛，源于头部肌肉紧张收缩，头部呈紧束或压迫样，有沉重感，常为跳扯痛，吸烟、饮酒过度时会加剧，多因生活不规律、烟酒无度、睡眠不足引起。

【埋线治疗】

主穴：三阳络、合谷、阿是穴。

配穴：①一侧头痛，伴心烦郁怒，加同侧太冲；伴胸闷、恶心，加同侧丰隆；伴心悸、失眠，配同侧足三里。②全头痛，伴心烦郁怒，加双侧太冲；伴胸闷、恶心，加双侧丰隆；伴心悸、失眠，加双侧足三里。

操作：用PGA或PGLA线体对折旋转埋线法，或者胶原蛋白线注线法。两组穴位交替使用，每2周治疗1次，3次为1个疗程。

【典型病例】

病例：王某，女，32岁，2006年12月24日初诊。主诉：两颞部剧烈疼痛8个月，反复发作，近3个月以来疼痛剧烈且不能入睡。每遇精神高度紧张或疲劳则诱发加重，发作时伴有头晕，严重时不能站立，4～5小时疼痛稍缓解，在院外进行物理检查，皆无器质性病变，服用天麻类镇痛药物，疼痛无明显改善，诊断为神经性头痛，取三阳络、合谷配太冲、足三里埋线，治疗1次疼痛缓解，并嘱其加强体育锻炼，减轻思想压力，埋线1个疗程痊愈。摘自：贾建新，司马丽. 穴位植线治疗神经性头痛45例 [J]. 河南中医，2008，28（4）：58－59.

参考文献

[1] 曹瑾. 穴位埋线治疗神经性头痛 [J]. 江苏中医药，1980，6：3－4.
[2] 朱金宏. 针刺治疗血管神经性头痛52例 [J]. 针灸临床杂志，1998，14（8）：19.
[3] 贾建新，司马丽. 穴位植线治疗神经性头痛45例 [J]. 河南中医，2008，28（4）：58－59.

三、偏头痛

偏头痛是反复发作的一种搏动性头痛。发作前常有闪光、视物模糊、肢体麻木等先兆，约数分钟至1小时左右出现一侧头部一跳一跳的疼痛，并逐渐加剧，直到出现恶心、呕吐后，感觉才会有所好转，在安静、黑暗环境内或睡眠后头痛缓解。在头痛发生前或发作时可伴有神经、精神功能障碍。同时，它是一种可逐步恶化的疾病，发病频率通常越来越高。研究显示，偏头痛患者比平常人更容易发生大脑局部损伤，进而引发中风。其偏头痛的次数越多，大脑受损伤的区域会越大。

长期反复发作的头痛史，间歇期一切正常，体检正常，偏头痛家族史，诊断并不困难。动静脉畸形也可伴发偏头痛，应做头颅CT扫描或脑血管造影明确诊断。复杂型偏头痛常由器质性疾病引起，应做神经影像学检查。枕叶或颞叶肿瘤初期亦可出现视野缺损或其他视觉症状，但随着病情的进展最终可出现颅内压增高症状。老年人颞枕部头痛需除外颞动脉炎，颞浅动脉或枕动脉增粗如绳索状，搏动明显减弱或消失，动脉活检可见特征的多核巨细胞浸润。

【埋线治疗】

主穴：颈夹脊、三阳络、太阳、风池、百会、阿是穴。

操作：用PGA或PGLA线体对折旋转埋线法，或者胶原蛋白线注线法。每2周治疗1次，3次为1个疗程。

【典型病例】

病例1：廖某，女，21岁，学生，1997年6月24日就诊。既往有3年偏头痛病史，近日因复习准备期终考试，过度紧张后又复发偏头痛，以左侧头部发作性搏动性疼痛为主，每日发作多次，发作时伴烦躁、嗜睡、情绪紧张等症。痛剧则恶心欲呕，不能集中精神。拟诊为偏头痛。选用耳穴额、脑和神门穴，以揿针埋入后胶布固定，并持续按压10分钟后，病人即觉偏头痛明显缓解，半小时后疼痛基本消失。嘱其自行按压穴位，每日最少5次，每次最少5分钟。埋针2天后，病人发作次数明显减少，偶有轻微偏头痛发作，继续治疗7次后，未再发作，追踪3个月未复发。摘自：陈兴华，江钢辉．耳穴埋针治疗偏头痛疗效观察［J］．中国针灸，2000，(7)：411－412.

病例2：甘某，女，43岁，2003年10月初诊。主诉：右侧头部反复发作性剧烈疼痛9年，近半年来因工作劳累而发作频繁。发作时右侧头部剧烈胀痛及跳痛，伴视物昏花、恶心、面色苍白，一般持续3～5小时，经睡眠或口服西药可控制。半个月前因加夜班而头痛复发，表现同前，服药无效。查体：一般情况正常，神经系统查体无异常，右侧太阳、风池穴处压痛明显。颅脑 CT 正常。给予风池、太阳、百会埋线治疗 1 次，头痛消失，随访 3 年无复发。摘自：田丽琼，殷耀兰．穴位埋线治疗偏头痛 42 例临床观察［J］．中医药导报，2006，12（1）：53.

参考文献

［1］肖宛平，毕世庆，陈三定，等．埋线治疗血管神经性头痛［J］．针灸临床杂志，1999，15（7）：43－44.

［2］王大巍，马俊英．埋线治疗头痛临床观察［J］．医药论坛杂志，2003，24（21）：40.

［3］王素娥，钟广伟，李炜，等．快速埋线对偏头痛大鼠模型脑干组织 G 蛋白含量的影响［J］．中国临床康复，2004，8（25）：5317－5319.

［4］崔小娜．穴位埋线治疗偏头痛疗效观察［J］．实用中医药杂志，2007，23（7）：457.

［5］燕军，蒋素英，孟江，等．穴位埋线配合放血疗法治疗偏头痛疗效观察［J］．中国中医药信息杂志，2010，17（8）：61－62.

［6］金城钟，郎伯旭．远道刺配合穴位埋线治疗偏头痛疗效观察［J］．上海针灸杂志，2011，30（6）：385－386.

四、失眠

失眠是指无法入睡或无法保持睡眠状态，导致睡眠不足，又称入睡和维持睡眠障碍，为各种原因引起的入睡困难、睡眠深度或频度过短、早醒及睡眠时间不足或质量差等，是一种常见病。失眠往往会给患者带来极大的痛苦和心理负担，又会因为滥用失眠药物而损伤身体。

【埋线治疗】

主穴：星状神经节、安眠穴（风池和翳风连线的中点）。

配穴：百会、神庭、四神聪。心脾两虚型，加心俞、脾俞、三阴交；肝火上扰型，加行间、神门；阴虚火旺型，加大陵、太溪；心肾不交型，加神门、三阴交、心俞、肾俞、太溪；脾胃不和型，加神门、三阴交、胃俞、足三里；肝阳上扰型，加神门、三阴交、肝俞、太冲；心胆虚怯型，加神门、三阴交、心俞、胆俞、行间、阳陵泉；痰热内扰型，加丰隆、内庭。

操作：①手卡指压式星状神经节埋线术；②用 PGA 或 PGLA 线体对折旋转埋线法，或者胶原蛋白线注线法。每 2 周治疗 1 次，3 次为 1 个疗程。

【典型病例】

病例1：张某，女，54岁，2011年6月5日就诊。主诉：失眠4年。患者于4年前绝经后出现心烦不寐，入睡困难，服舒乐安定等药无效，服用中药调理，效果不佳，特来求诊。患者兼见头晕，腰膝酸软，潮热盗汗，五心烦热，舌红少苔，脉细数，证属心肾不交。取穴：心俞、肾俞、太溪、神门、三阴交、安眠。予以穴位埋线治疗1个疗程，症状完全消失，随访半年未见复发。摘自：张凤喜．微创穴位埋线治疗失眠疗效观察［J］．湖北中医杂志，2012，34（9）：72.

病例2：患者，女，48岁。主诉：失眠伴头晕7个月。患者7个月前出现失眠，夜间睡眠不足3小时，月经周期紊乱，时有头晕，阵发性面部红热，盗汗，焦虑，心悸，烦躁等，舌质偏红，苔薄，脉细数。心电图检查正常。检查血压130/75mmHg，心率85次/分钟。辨证为心肾不交，阴虚火旺。埋线治疗取心俞、神门、足三里、三阴交、肾俞、太溪，均取双侧。每周治疗1次，经治疗3次后，症状逐渐好转。又经治疗5次后，头晕、失眠症状消失。摘自：孙文善．PGLA微创埋线治疗失眠［J］．上海针灸杂志，2010，29（11）：746.

参考文献

［1］杨廷辉，赵开祝．埋线治疗顽固性失眠症70例［J］．时珍国医国药，2003，14（6）：361－362.

［2］郑利星．穴位埋注法治疗失眠疗效观察［J］．现代中西医结合杂志，2006，15（2）：211－212.

［3］李滋平，闫晓燕，朱祥英．穴位埋线治疗失眠症的临床研究［J］．辽宁中医杂志，2010，37（10）：2020－2022.

［4］石月杰，李恒骏，张海峰．头穴埋线治疗失眠症疗效观察［J］．上海针灸杂志，2011，30（11）：738－740.

［5］蒙珊，吕计宝，徐岑，等．穴位埋线及枕骨全息推拿疗法治疗失眠症35例［J］．辽宁中医杂志，2011，38（11）：2245－2246.

［6］郭爱松，李爱红，冯兰芳，等．穴位埋线结合药物治疗老年性失眠的疗效［J］．中国老年学杂志，2011，31：4568－4570.

［7］辜锐鑫，焦杨，徐丹丹．俞募配穴埋线治疗失眠症临床观察［J］．上海针灸杂志，2011，30（2）：101－103.

［8］蒙珊，吕计宝，韦日铺，等．俞原配穴埋线治疗失眠症50例临床观察［J］．江苏中医药，2011，43（8）：68－69.

[9] 李滋平，周欲，梁兆晖，等．针刺结合穴位埋线治疗失眠疗效分析［J］．新中医，2011，43（11）：84－86.
[10] 陈菲，张选国，陈伟铭，等．安眠贴穴位贴敷配合穴位埋线治疗亚健康失眠症状患者30例［J］．陕西中医，2012，33（9）：1172.
[11] 姚红芳，张海峰，陈小丽．头穴埋线疗法治疗失眠症33例疗效观察［J］．针刺研究，2012，37（5）：394－397.
[12] 刘志娟．穴位埋线治疗心脾两虚型失眠症的临床研究［D］．广州：广州中医药大学，2012：1－35.
[13] 杨才德．星状神经节埋线治百病［M］．北京：中国中医药出版社，2017.

五、抑郁症

抑郁症又称抑郁障碍，以显著而持久的心境低落为主要临床特征，是心境障碍的主要类型。临床可见心境低落与其处境不相称，情绪的消沉可以从闷闷不乐到悲痛欲绝，自卑抑郁，甚至悲观厌世，可有自杀企图或行为；甚至发生木僵；病例有明显的焦虑和运动性激越；严重者可出现幻觉、妄想等精神病性症状。每次发作持续至少2周以上，长者甚或数年，多数病例有反复发作的倾向，每次发作大多数可以缓解，可有残留症状或转为慢性。

迄今，抑郁症的病因并不清楚，但可以肯定的是，生物、心理与社会环境诸多方面的因素参与了抑郁症的发病过程。生物学因素主要涉及遗传、神经生化、神经内分泌、神经再生等方面；与抑郁症关系密切的心理学易患素质是病前性格特征，如抑郁气质。成年期遭遇应激性的生活事件，是导致出现具有临床意义的抑郁发作的重要触发条件。然而，以上这些因素并不是单独起作用的，目前强调遗传与环境或应激因素之间的交互作用，以及这种交互作用的出现时点在抑郁症发生过程中具有重要的影响。

【埋线治疗】

主穴：星状神经节、百会、内关、大椎、三阴交、肝俞、心俞、肺俞、厥阴俞。

配穴：肝气郁结和气郁化火者加阳陵泉、合谷、太冲；痰热内扰者加中脘、丰隆；心脾两虚者加心俞、脾俞、足三里；心胆气虚者加心俞、胆俞；阴虚火旺者加太溪、太冲。

操作：①手卡指压式星状神经节埋线术；②用PGA或PGLA线体对折旋转埋线法，或者胶原蛋白线注线法。2周治疗1次，3次为1个疗程。

【典型病例】

病例：辛某，女，35岁。患者3年来情绪低落，不愿出门，不愿见人，胡思乱想，总想些不好的事情，觉得活着不如死去好，自己罪大恶极，饮食需家人催促，早醒。经用抗抑郁药治疗有所好转，但三环类抗抑郁药的口干口苦、视物模糊等副作用使病人感到十分痛苦，不配合用药，新型抗抑郁药价位较高，经济负担不起，故病情时轻时重，失去生活自理能力。治疗方面督脉贯通法和任脉贯通法交替应用，每半个月治疗1次，病人很快感觉情绪有所改善，1个月后抑郁症状消失。摘自：马立昌，单顺，张金霞．微创穴位埋线实用技术［M］．北京：中国医药科技出版社，2011.

参考文献

［1］马俊．针刺与埋线干预对抑郁大鼠中枢单胺类神经递质的影响［J］．中国针灸，2007，24（5）：384.

［2］庄礼兴，徐世芬．穴位埋线治疗抑郁性神经症47例临床观察［J］．广州中医药大学学报，2009，26（1）：38.

［3］李善华．背俞穴埋线对围绝经期抑郁焦虑妇女HAMD评分和血清性激素的影响［J］．中华中医药学刊，2013，31（6）：1322.

［4］李洪双．背俞穴埋线治疗抑郁症的疗效评价及对生存质量的影响［D］．广州：广州中医药大学，2010：1－68.

［5］沙正平．埋线治疗中风后抑郁症的疗效观察［D］．广州：广州中医药大学，2010：1－40.

［6］苏亚妹．五脏俞埋线结合帕罗西汀治疗抑郁症的疗效观察［D］．贵阳：贵阳中医学院，2010：1－40.

［7］杨才德．星状神经节埋线治百病［M］．北京：中国中医药出版社，2017.

六、癫痫

癫痫俗称“羊角风”，是一种常见的多发性发作性神志异常性疾病，是中枢神经系统短暂功能失常的一种临床综合征。

癫痫是一种疾病和综合征，以脑部神经元反复突然过度放电所致的间歇性中枢神经系统功能失调为特征。是一种起源于大脑，并反复发作的运动感觉、自主神经、意识和精神状态等不同程度的障碍。这个定义概括了癫痫症状的复杂性，更概括了癫痫的两个基本特征，即反复性和发作性。所谓反复性，是指有第一次发作后，间隔一段时间后，肯定会有第二次、第三次以至多次发作。即使是最常见的抽搐，如果只发生一次，也就不具备反复性，是不能诊断为癫痫的。所谓发作性，是指症状突然出现，也突然中止。有的患者正在行走中或吃饭时突然倒地抽搐，过一段时间后又恢复正常。还有一些患有腹型癫痫的儿童在玩得正高兴时突然剧烈腹痛，啼哭不止或倒地不起，几分钟或几十分钟后完全消失又继续玩耍。不论癫痫的症状多么复杂，都必须具备这两个特征，这也是诊断癫痫的重要依据。

【埋线治疗】

主穴：星状神经节、长强、心俞、足三里、鸠尾、照海、脾俞、膈俞、命门。

操作：①手卡指压式星状神经节埋线术；②用 PGA 或 PGLA 线体对折旋转埋线法，或者胶原蛋白线注线法。每 2 周治疗 1 次，3 次为 1 个疗程。

【典型病例】

病例 1：沈某，男，53 岁，农民。1995 年 8 月 14 日因癫痫复发来诊。家属代诉患者每日发作 4～5 次，发作时突然仆倒，口吐白沫，牙关紧闭，四肢强直性抽搐，遗尿，发作时间 2～3 分钟，曾在本县医院服抗癫痫药物无明显疗效。辨证属痰气郁结型，治宜化痰开窍为主，采用埋线治疗。取穴：内关、丰隆、腰奇。7 日治疗 1 次，5 次为 1 个疗程。患者第 1 次治疗后，发作次数明显减少，每日发作 2～3 次。第 2 次治疗后，发作基本控制，并嘱患者逐渐减药。第 3 次治疗后痊愈，共治疗 5 次以巩固疗效。随访至今未见复发。摘自：岳丹．穴位埋线治疗癫痫 45 例［J］．中医外治杂志，1996，（4）：22.

病例 2：刘某，男，17 岁，学生，1994 年 1 月 20 日初诊。主诉：发作性痫性抽搐 5 年，近 3 个月加重。患者从 12 岁开始无明显诱因第 1 次发作后，平均每年发作 2～3 次，发作后能参加正常学习，5 年来未给予任何治疗。近 3 个月由于学习紧张，每月发作 2～3 次。脑电图检查提示：大脑顶叶、双侧颞叶棘慢综合波。做头颅 CT 未见异常，排除脑囊虫、脑占位性病变。诊断为特发性癫痫，强直—阵挛发作。取穴：百会、前顶、脑部异常放电区。埋线方法同前文所述。治疗 1 次后仅发作 1 次，第 2 次治疗后未再发作。共治疗 5 次，治疗期间未服用中西药物。3 个月后随访无发作。摘自：聂卉，丁福荣，程卫平，等．头穴埋线治疗癫痫 50 例临床观察［J］．中国针灸，1996，（1）：21－22.

参考文献

［1］彭尧书．穴位埋线治疗儿童原发性癫痫的临床和实验研究［D］．广州：广州中医药大学硕士学位论文，2001：1－51.

［2］陈国蓉．穴位埋线对癫痫持续状态后海马神经元凋亡及相关基因表达的影响［D］．广州中医药大学硕士学位论文，2005：1－68.

［3］王毅．穴位埋线治疗癫痫［J］．陕西中医（双月刊），1980，1（3）：23－24.

[4] 吴志英，韩筱玉．督脉穴埋线和口服抗癫痫药治疗难治性癫痫 42 例疗效分析[J]．实用中西医结合杂志，1992，5（8）：462－463.
[5] 陈克炳，赵明芬．小宽针针刺埋线并口服中药治疗癫痫 268 例［J］．人民军医，1994，4（13）：45.
[6] 杨才德．星状神经节埋线治百病［M］．北京：中国中医药出版社，2017.

七、帕金森病

帕金森病又称震颤麻痹，是中老年人最常见的中枢神经系统变性疾病。美国 APDA 称，年龄小于 40 岁便开始患病者为年轻的帕金森病患者。震颤是指头及四肢颤动、振摇，麻痹是指肢体某一或全部肢体不能自主运动。其得名是因为一个名为帕金森的英国医生首先描述了这些症状，包括运动障碍、震颤和肌肉僵直。一般在 50～65 岁开始发病，发病率随年龄的增长而逐渐增加，60 岁发病率约为 1‰，70 岁发病率达 3‰～5‰，我国目前大概有 170 多万人患有这种疾病。目前资料显示，帕金森病发病人群中，男性稍高于女性。迄今为止对本病的治疗均为对症治疗，尚无根治方法可以使变性的神经细胞恢复。

【埋线治疗】

主穴：星状神经节、肝俞、脾俞、肾俞、百会、四神聪、头针舞蹈震颤控制区、风池、风府、足三里、阳陵泉、绝骨、外关、太冲、太溪。

操作：①手卡指压式星状神经节埋线术；②其余穴位用 PGA 或 PGLA 线体对折旋转埋线法，或者胶原蛋白线注线法。每 2 周治疗 1 次，每次 5～10 穴，根据患者的临床表现随症加减。3 次为 1 个疗程。

【典型病例】

病例：刘某，女，56 岁，河南平顶山市某单位职工。患上、下肢颤抖 4 年，初起时感觉右手颤抖，精细动作（如吃饭、穿针等）困难，逐渐发展到下肢及头部，情绪紧张时加重，生活不能自理。检查时患肢强直，步态慌张，诊断为帕金森病。治疗第一次埋线督脉通贯、足三里。第二次复诊时，症状明显减轻，震颤改善明显，患肢强硬改善不明显。第二次、第三次如法埋线治疗后，2 个月后电话随访时，症状基本控制，生活已能自理。摘自：马立昌，单顺，张金霞．微创穴位埋线实用技术［M］．北京：中国医药科技出版社，2011.

参考文献

[1] 李种泰，杨文波．滋补肝肾填精益髓法治疗帕金森病临床观察［J］．时珍国医国

药，2006，17（2）：258.
[2] 李种泰，杨文波．综合疗法为主治疗帕金森病30例疗效观察［J］．新中医，2005，37（10）：52.
[3] 孙斌．帕金森病诊治120问［M］．北京：金盾出版社，1996：71.
[4] 王佩珍．帕金森病血抗氧化系统的变化及临床意义［J］．中华神经科杂志，1997，30（3）：158.
[5] 隆呈祥．中医老年颤证诊断和疗效评定标准［J］．北京中医药大学学报，1992，15（4）：39.
[6] 杨才德．星状神经节埋线治百病［M］．北京：中国中医药出版社，2017.

第七节 妇科疾病

一、乳腺增生

乳腺增生是妇女常见的乳腺疾病。本病又名乳腺小叶增生、乳腺结构不良症、纤维囊性病等。以往曾称为慢性囊性乳腺炎，实际上本病无炎症性改变，因而不宜使用此名。本病的特点是乳腺组成成分的增生，在结构、数量及组织形态上表现出异常，故称为囊性增生病或乳腺结构不良症。

中医认为，情志不畅，肝气不得正常疏泄而气滞血瘀，冲任不调者，常有月经紊乱，面部色斑。现代医学认为，婚育、膳食、人生存的外环境和遗传因素是乳腺发病的主要原因。

【埋线治疗】

主穴：星状神经节、屋翳、期门、天宗、足三里、膻中、肩井、肝俞、丰隆。

操作：①手卡指压式星状神经节埋线术；②其余穴位用PGA或PGLA线体对折旋转埋线法，或者胶原蛋白线注线法。每2周治疗1次，3次为1个疗程。

【典型病例】

病例：安某，34岁，生1胎，未哺乳。2005年9月5日以双乳胀痛并发现包块，加重1个月就诊。伴有胸闷、烦躁易怒、胃脘不适、呃逆等症。体检：双侧乳房对称，无乳头凹陷，乳头无分泌物。双侧乳房外上、外下、内上象限扪及大片质硬片状包块，压痛明显，活动，边界不清，双腋下未扪及淋巴结。舌质淡红，苔薄白，脉弦。乳腺

X线片示：双乳增生。辨证：肝郁气滞痰凝证。治疗：双侧肝俞、中脘、单侧阳陵泉、三阴交、足三里、丰隆穴位埋线；配合口服乳康片，3片/次，1天3次，连服20天，月经期停用。1个月后复诊，乳房胀痛明显改善，包块变软，范围缩小，胃脘不适、呃逆症状消失，再次穴位埋线，去中脘，加膻中，口服乳康片。2个月后就诊，胸闷、烦躁易怒改善，自感心情愉快，继续如上治疗。3个月后乳房肿块及疼痛消失，临床治愈。摘自：刘颖．穴位埋线配合乳康片治疗乳腺增生病50例［J］．中医外治杂志，2006，15（5）：36－37.

参考文献

［1］刘绍亮，冀法欣，刘国光．穴位埋线治疗乳腺小叶增生120例［J］．中国针灸，1999，4：216.

［2］沈林芳．PGLA微创埋线治疗乳腺增生134例［J］．上海中医杂志，2011，30（10）：720.

［3］陈荷光，周蕾．穴位埋线对乳腺增生病雌二醇和孕酮的影响［J］．浙江中医杂志，2011，46（6）：406－406.

［4］赵虹，蔡李芬，楼丽华．穴位埋线治疗肝郁气滞型乳腺增生病43例［J］．浙江中医药大学学报，2011，9（5）：763－764.

［5］徐忠，杨燊．清肝解郁汤埋线治疗乳腺增生50例［J］．中国中医现代远程教育，2013，11（10）：20－21.

［6］杨才德．星状神经节埋线治百病［M］．北京：中国中医药出版社，2017.

二、慢性盆腔炎

慢性盆腔炎常因急性盆腔炎未能彻底治疗，或患者体质较差，病程迁延所致，但亦可无急性炎症病史。病情较顽固，当机体抵抗力较差时，可有急性发作。常见的致病体有链球菌、葡萄球菌、大肠杆菌、厌氧菌、淋球菌、支原体、衣原体等。

盆腔炎是妇科常见病，是女性盆腔生殖器官炎症的简称，包括子宫炎、盆腔腹膜炎、盆腔结缔组织炎和输卵管卵巢炎。

【埋线治疗】

主穴：大肠俞、子宫、足三里、水道、关元、三阴交、归来、中极、阴陵泉。

操作：用PGA或PGLA线体对折旋转埋线法，或者胶原蛋白线注线法。每2周治疗1次，3次为1个疗程。

【典型病例】

病例1：胡某，28岁，部队家属。双侧附件炎，婚后3年不孕，第4、第5年自然流产各1次。经中极穴埋线治疗1次，3个月后受孕，足月分娩一女婴。摘自：空军广州医院妇产科．中极穴埋线治疗盆腔炎114例疗效观察［J］，广东医学，1975，10：26－27.

病例2：郭某，32岁，部队家属。双侧附件炎，婚后10年不孕。行中极穴埋线治疗，半年后受孕，因胎位不正，足月剖腹产一男婴。摘自：空军广州医院妇产科．中极穴埋线治疗盆腔炎114例疗效观察［J］，广东医学，1975，10：26－27.

参考文献

［1］金君梅，贾美君．穴位埋线治疗盆腔炎75例疗效观察［J］．中国中医药科技，2011，18（1）：61.

［2］王秋朝，陈煌民，贾美君，等．穴位埋线治疗不同证型慢性盆腔炎疗效观察［J］．中国针灸，2012，32（12）：1081－1083.

三、痛经

痛经，系指经期前后或行经期间，出现下腹部痉挛性疼痛，并有全身不适，严重影响日常生活者，分原发性和继发性两种。经过详细妇科临床检查未能发现盆腔器官有明显异常者，称原发性痛经，也称功能性痛经。继发性痛经则指生殖器官有明显病变者，如子宫内膜异位症、盆腔炎、肿瘤等。

引起痛经的因素很多，常见的有以下几种：①子宫颈管狭窄，主要是月经外流受阻，引起痛经；②子宫发育不良，子宫发育不佳容易合并血液供应异常，造成子宫缺血、缺氧而引起痛经；③子宫位置异常，若妇女子宫位置极度后屈或前屈，可影响经血通畅而致痛经；④精神、神经因素，妇女对疼痛过分敏感；⑤遗传因素，女儿发生痛经与母亲痛经有一定的关系；⑥内分泌因素，月经期腹痛与黄体期孕酮升高有关；⑦子宫内膜以及经血中前列腺素含量升高，前列腺素E2作用于子宫肌纤维，使之收缩而引起痛经，痛经患者子宫内膜组织中前列腺素含量较正常妇女明显升高；⑧子宫的过度收缩，虽然痛经患者子宫收缩压力与正常妇女基本相同，但子宫收缩持续时间较长，且往往不易完全放松，故发生因子宫过度收缩所致的痛经。

【埋线治疗】

主穴：星状神经节、次髎、关元、子宫穴（中极旁开3寸）。

操作：①手卡指压式星状神经节埋线术；②其余穴位用PGA或PGLA线体对折旋转埋线法，或者胶原蛋白线注线法。每2周治疗1次，3次为1个疗程。

【典型病例】

病例1：患者，女，25岁。患者12岁月经初潮时因恣食生冷后出现行经小腹疼痛，经量少，色紫暗。伴面色苍白，汗出肢冷，舌苔薄白，脉弦细。治宜温阳散寒，行气活血。治疗选用肾俞、中极、关元、三阴交、足三里、膈俞、血海。每次选用3~5穴，每周1次，连续治疗2个疗程，经量增加，行经痛止。后巩固治疗改为每月1次，3个月后停止治疗。随访1年未复发。摘自：孙文善.PGLA微创埋线治疗痛经［J］.上海针灸杂志，2011，30（4）：279.

病例2：患者，女，40岁，农民，2007年11月16日就诊。主诉：经期腹痛12年。病史：12年前因经期心情不舒而始发，伴月经量少，兼有暗紫血块，烦躁易怒，经至或经期第2~3天腹痛剧烈，以右少腹及右骶髂痛为主。曾在多家医院妇科就诊，均诊为痛经，给予止痛药，服药痛减，停药痛如故。经人介绍来诊。采用穴位埋线（按气滞血瘀型）治疗1次后，当月经期腹痛未作，连治1个疗程痊愈，随访1年未复发。摘自：任淑芳.穴位埋线治疗痛经80例［J］.中国针灸，2009，29（5）：374.

参考文献

［1］潘娜娜，胡静，李菊莲.穴位埋线治疗单纯性肥胖并发痛经21例［J］.中医临床研究，2013，5（6）：44－45.

［2］林丽萍.耳针治疗原发性痛经的临床研究［D］.广州：广州中医药大学，2011：1－34.

［3］陈淑贤.穴位埋线十七椎治疗原发性痛经的临床疗效研究［D］.广州：广州中医药大学，2010：1－44.

［4］刘秀燕.穴位埋线治疗寒凝血瘀型原发性痛经疗效观察［D］.广州：广州中医药大学，2011：1－30.

［5］单醒瑜.穴位埋线治疗气滞血瘀型原发性痛经临床研究［D］.广州：广州中医药大学，2010：1－40.

［6］王嵌平.穴位埋线治疗原发性痛经的临床研究［D］.广州：广州中医药大学，2008：1－34.

［7］杨才德.星状神经节埋线治百病［M］.北京：中国中医药出版社，2017.

四、多囊卵巢综合征

多囊卵巢综合征（PCOS）是以稀发排卵或无排卵、高雄激素或胰岛素抵抗、多囊卵巢为特征的内分泌紊乱的症候群。病症包括月经稀发或闭经、慢性无排卵、不孕、多毛及痤疮等。因持续无排卵，严重情况下会使子宫内膜过度增生，增加患子宫内膜癌的风险。

中医认为，本病主要是因肾虚、痰湿、气滞血瘀、肝经湿热等导致的肾—天癸—冲任—胞宫轴功能失调，致使月经停闭、不孕等。

【埋线治疗】

取穴：星状神经节、中脘、天枢、大横、带脉、气海、关元、水道、子宫、足三里、阴陵泉、丰隆、太溪。

操作：①手卡指压式星状神经节埋线术；②其余穴位用 PGA 或 PGLA 线体对折旋转埋线法，或者胶原蛋白线注线法。每次取 3 ~ 5 穴，交替使用。15 天埋线 1 次，3 次为 1 个疗程。

【典型病例】

病例：卢某，女，职员，27 岁。主诉：月经后期、量少 5 年余，加重 1 年。查体：患者面色无华，两颊部有痤疮，唇周须毛。痤疮评分 2 分，多毛评分 4 分。舌胖大，边有齿痕，脉沉。妇科彩超示：子宫前位，子宫三径 9.7cm × 6.2cm × 5.2cm，反射均质回声均匀，内膜厚度约 1.8cm。右侧卵巢 3.4cm × 2.1cm，左侧卵巢 3.8cm × 3.0cm，双侧卵巢周边探及数个小囊泡区。诊断：多囊卵巢综合征。取中脘、天枢、大横、带脉、气海、关元、水道、子宫、足三里、阴陵泉、丰隆、三阴交、太溪埋线治疗，除中脘、气海、关元外，均双侧取穴。避开月经期，每周治疗 1 次。连续治疗 3 个月后，月经周期恢复正常。摘自：康春静．穴位埋线对肥胖型多囊卵巢综合征患者性激素水平、胰岛素抵抗的影响［D］. 济南：山东中医药大学，2012.

参考文献

［1］胡雪，储浩然，李大剑．针灸、穴位埋线治疗多囊卵巢综合征临床研究概况［J］. 中医药临床杂志，2013，25（6）：560 – 562.

［2］立敏．穴位埋线对肥胖型多囊卵巢综合征患者胰岛素抵抗的影响［D］. 广州：广州中医药大学，2010：1 – 25.

［3］陶莉莉，龙泳伶，桑霞．穴位埋线联合健脾祛痰中药对肥胖型多囊卵巢综合征患者胰岛素抵抗及血清脂联素水平的影响［J］. 中华中医药杂志，2008，23（5）：434 – 437.

［4］王嘉莉，张中成．针刺配合穴位埋线治疗肥胖型多囊卵巢综合征 30 例［J］. 辽宁

中医杂志，2009，36（9）：1574－1575.
[5] 荣军．穴位埋线加电针治疗肥胖型多囊卵巢综合征临床观察［J］．中医中药，2011，4（7）：60.
[6] 朱巧玲，林丽仪，聂润球．穴位埋线治疗肥胖型多囊卵巢综合征临床疗效观察［J］．广州中医药大学学报，2012，29（3）：268－274.
[7] 杨才德．星状神经节埋线治百病［M］．北京：中国中医药出版社，2017.

五、不孕症

不孕症是指有正常性生活、未采取避孕措施1～2年尚未受孕或未能生育者。其发病率呈明显上升趋势，全世界的不孕患者人数为8000万至1.1亿，我国占6%～15%。不孕症发病率的递增趋势可能与晚婚晚育、人工流产、性传播疾病等相关。

生育年龄的妇女，婚后同居2年以上未采取避孕措施而不孕者，称原发性不孕。曾经生育或流产后2年以上未再受孕，为继发性不孕。夫妇任何一方或双方，有全身性或性器官疾病者，均能导致不孕。

【埋线治疗】

取穴：关元、气海、足三里、三阴交、中极、归来、气冲、肾俞、大肠俞、膀胱俞。

操作：用PGA或PGLA线体对折旋转埋线法，或者胶原蛋白线注线法。月经正常者，在下次月经来潮之前4天埋线，闭经患者按前法先治疗闭经，有月经而不孕者再治疗不孕。每2周治疗1次，3次为1个疗程。

【典型病例】

病例：万某，37岁，农民。主诉：已婚18年未孕。月经20岁来潮，6～18个月1次，先后无定期，量少色暗。婚后3年开始治疗，经妇科、B超、X线等检查，未见器质性病变。子宫内膜病理检查为“无分泌期变化”，BBT单相。经中西医治疗15年之久，一直未孕。辨证为肾阳不足兼气滞血瘀型，投服补肾活血疏肝方加减，连治4个疗程，月经虽至，BBT仍为单相。后改用氯米芬治疗6个疗程，BBT仍为单相。本人停止治疗。隔6年后，患者又前来求诊。因年龄已达43岁，劝其不再诊疗，但要求坚决，再治半年。嘱其先注射黄体酮，月经来潮后5～9天口服氯米芬100mg；于月周中的第10～14日口服1剂补肾活血疏肝方；于月周中的20、22、24日肌注黄体酮20mg，雌二醇1mg；于月经干净后的3日行双侧三阴交埋线。第1个疗程中，月经30天来潮，血量不多，色暗有块，BBT单相。第2个疗程中，嘱其在月周中的15、17、19日性生活。经地区某医院确诊怀孕。后足月顺产一男婴，母子康健。摘自：刘建国，李淑苗．中西医结合治疗无排卵型不孕症326例［J］. 陕西中医，1998，19（6）：246－247.

参考文献

［1］陈燕，刘春思，王宏霞．中药配合穴位埋线治疗多囊卵巢综合征性不孕症53例［J］. 光明中医，2009，24（10）：1942.
［2］乐杰．妇产科学［M］.6版．北京：人民卫生出版社，2004：345.

六、更年期综合征

更年期综合征又称围绝经期综合征，指妇女绝经前后出现性激素波动或减少所致的一系列以自主神经功能紊乱为主，伴有神经心理症状的一组症候群。绝经可分为自然绝经和人工绝经两种。自然绝经指卵巢内卵泡用尽，或剩余的卵泡对促性腺激素丧失了反应，卵泡不再发育和分泌雌激素，不能刺激子宫内膜生长，导致绝经。人工绝经是指手术切除双侧卵巢或用其他方法停止卵巢功能，如放射治疗和化疗等。单独切除子宫而保留一侧或双侧卵巢者，不作为人工绝经。判定绝经，主要根据临床表现和激素的测定。

【埋线治疗】

主穴：星状神经节、肾俞、命门、关元。

配穴：心俞、肝俞、三阴交、大椎、气海、中脘、曲池、足三里。

操作：①手卡指压式星状神经节埋线术；②其余穴位用PGA或PGLA线体对折旋转埋线法，或者胶原蛋白线注线法。每2周治疗1次，3次为1个疗程。

【典型病例】

病例：黄某，女，47岁。患者近1年多来月经先后无定期，经量时多时少，伴心烦心悸，头昏失眠，潮热，汗出，乳胀胁痛，舌红少津，脉虚弦。诊断为更年期综合征，证属肝气郁结，肝阴不足。取穴：星状神经节、肝俞、肾俞、命门、关元、心俞、三阴交、气海、足三里。每2周治疗1次，3次为1个疗程。治疗1个疗程后，心烦、乳胀胁痛明显减轻。又治疗3次，诸症好转，且第2次治疗后月经来潮，经量中等。第3个疗程治疗的同时配服逍遥丸，上述症状基本消除，而且月经周期、经量均正常。摘自：兰州大学第一医院东岗院区中西医结合科门诊病历。

参考文献

［1］金亚蓓，郑利芳，项洪艳，等．穴位埋线对围绝经期综合征的预防作用及其性激

素的影响［J］. 中国中医药科技，2013，20（3）：220－221.
［2］杨代勇，杨大男. 微创穴位埋线法治疗围绝经期综合征86例临床观察［J］. 山东中医杂志，2007，26（8）：545－547.
［3］蒙珊，杜艳，陈文. 穴位埋线治疗围绝经期综合征60例临床观察［J］. 针灸推拿，2007，39（6）：49－50.
［4］刘红，杨大男. 穴位埋线治疗围绝经期综合征86例临床观察［J］. 上海针灸杂志，2007，26（2）：5－7.
［5］杨才德. 星状神经节埋线治百病［M］. 北京：中国中医药出版社，2017.

第八节　皮肤、五官科疾病

一、慢性荨麻疹

荨麻疹是一种临床常见的皮肤黏膜过敏性疾病，临床表现为皮肤黏膜一过性大小不等的局限性、水肿性风团，伴有剧烈瘙痒、红斑、风团轻度隆起，迅速发生与消退，退后无痕迹，少数人可伴腹痛、腹泻和气促等症状。据研究，15%～25%的人一生中至少发生过一次荨麻疹。该病属于中医学“瘾疹”“风瘙瘾疹”等范畴。其发生率大约为23.27%，任何年龄均可患荨麻疹。

临床上根据荨麻疹的病程分为急性和慢性两大类，急性荨麻疹病情急，病程在1～2周以内。荨麻疹好发于成年女性，男女比例大约为1：17，皮损以风团和环状红斑样损害为特征，风团有不同程度的瘙痒，有些患者有烧灼、刺痛、挤拧感，四肢关节游走性疼痛和眼结膜充血也是常见的表现。约10%的急性荨麻疹患者会转变为慢性荨麻疹。

慢性荨麻疹（CU），一般指风团反复发作，病程超过6周，有的病程可达数月，甚至数年。荨麻疹病因复杂，约有3/4的人找不到致病原因，常见的发病原因有食物、药物、感染、吸入物、物理及化学因素、精神因素、内脏和全身性疾病等。慢性荨麻疹反复发作，迁延不愈，给患者的学习、生活和工作等带来很大的压力，严重影响患者的生活质量。中西医治疗荨麻疹具有各自的特点和优势，中医辨证治疗慢性荨麻疹具有独特的疗效。

【埋线治疗】

主穴：星状神经节、风门、风市、风市前（风市穴向前平移3寸，与董氏奇穴之驷马中穴重合）。

配穴：风热犯表配曲池、血海、膈俞；风寒束表配足三里、三阴交、肺俞；胃肠湿热配曲池、足三里；气血两虚配血海、膈俞、足三里、三阴交。

操作：①手卡指压式星状神经节埋线术；②用 PGA 或 PGLA 线体对折旋转埋线法，或者胶原蛋白线注线法。每 2 周治疗 1 次，3 次为 1 个疗程。

【典型病例】

病例 1：王某，男，63 岁，2007 年 4 月初诊。因四肢皮肤瘙痒，出现淡红色风团，夜间加重，夜寐不安。风疹反复发作，迁延日久，有两年余。曾在某医院治疗，疗效欠佳。查体：双下肢小腿外侧、双上肢前臂皮肤出现形状不一、大小不等的风团块，融合成片，呈淡红色，边界清楚。舌红少苔，脉细数。西医诊断为荨麻疹，中医辨证属血虚风燥，遂予穴位埋线治疗。取穴：曲池、血海、足三里、风市。穴位埋线用具和操作方法同前述。患者自述当日晚上瘙痒缓解。经过 4 次穴位埋线治疗，已基本痊愈，后又巩固治疗 2 次，未再复发。摘自：付丹丹，杨建斌，刘冬．穴位埋线治疗荨麻疹 36 例［J］．新乡医学院学报，2010，27（2）：197－198.

病例 2：田某，女，52 岁，1998 年 10 月 6 日初诊。腰、腹部皮肤反复出现瘙痒性风团 5 年。发作时奇痒难忍，搔抓后风团扩大、增多，相互融合成片，昼轻夜重，风团消退后不留痕迹。经口服抗组胺药、维生素 C 片、静推钙剂等症状可缓解，但仍反复发作。诊断：慢性荨麻疹。经治疗 3 次，风团痒感消失。为巩固疗效，继续治疗 2 次，随访半年无复发。摘自：赵玉广，罗双喜，蔡焦生．穴位埋线治疗慢性荨麻疹 42 例疗效观察［J］．针灸临床杂志，2001，17（2）：13.

参考文献

［1］刘俐伶，王宪灵，麻继臣，等．穴位埋线与盐酸西替利嗪治疗慢性荨麻疹的疗效比较及对血清 IgE 的影响［J］．河北医药，2013，35（3）：458－459.

［2］杨新利，高成业，翟菊敏，等．咪唑斯汀联合穴位埋线治疗慢性荨麻疹的临床研究［J］．河北医药，2009，31（1）：49－50.

［3］艾才东，程敏．穴位埋线合西替利嗪治疗慢性荨麻疹 150 例［J］．针灸临床杂志，2008，24（2）：26－27.

［4］杨新利，韩爱克，王霞等．咪唑斯汀与穴位埋线单用或联用治疗慢性荨麻疹疗效对比分析［J］．中国误诊学杂志，2008，8（19）：4566－4567.

［5］郑孝炳，石勇．穴位埋线联合盐酸西替利嗪治疗慢性荨麻疹 30 例［J］．辽宁中医杂志，2006，33（6）：694－695.

[6] 黄艳霞，覃继锋．穴位埋线治疗荨麻疹188例［J］．华夏医学，2005，18（4）：626.
[7] 杨才德．星状神经节埋线治百病［M］．北京：中国中医药出版社，2017.

二、神经性皮炎

神经性皮炎是一种常见的皮肤神经功能障碍性皮肤病。其特点是颈、肘、膝及骶、尾部出现红斑、丘疹，融合成片，表面粗糙，纹理加深，对称分布，剧烈瘙痒，成年人多见。中医称为“摄领疮”，是一种常见的慢性皮肤病，以皮肤苔藓样变及剧烈瘙痒为特征。搔抓是诱发本病及形成苔藓样皮损的重要因素，搔抓可使瘙痒加重，瘙痒加重后越想搔抓，造成皮损越抓越厚，越厚越抓，越抓越痒的恶性循环。本病以20～40岁青壮年多见，未成年少见。

【埋线治疗】

主穴：星状神经节。

配穴：肺俞、心俞、大椎、灵台、曲池、足三里、血海、皮损区（阿是穴）。

操作：①手卡指压式星状神经节埋线术；②用PGA或PGLA线体对折旋转埋线法，或者胶原蛋白线注线法。每2周治疗1次，3次为1个疗程。

【典型病例】

病例1：张某，男，39岁，干部，1995年6月初诊。自诉2年前起双肘尖下部皮肤瘙痒难忍，以夜间为重。查体：双上肢肘尖下部见约4cm×6cm大小的皮损区，皮肤干燥，触之较硬，呈对称分布，皮损区上有抓痕。诊断为神经性皮炎。治疗取曲池（双）、血海（双）、阿是穴，埋线1次，皮损区缩小，瘙痒减轻。埋线2次后，皮损消失。患者半年后因咳嗽来医院取药时，自诉皮炎无复发。摘自：郑沛仪．穴位埋线治疗神经性皮炎［J］．新中医，1997，29（12）：27.

病例2：薛某，女，58岁。腰背部皮肤瘙痒已20余年，右肩背部皮肤瘙痒2年余，痒甚，抓破流水，四季均发，范围由小至大，缠绵不愈，屡用中西药物未能奏效，痛苦异常。查体：腰骶局部约当第三、第四腰椎体处皮肤呈苔藓样变，表面粗糙，有淡红色丘疹群，范围15cm×15cm。右肩胛内上角处皮损部范围约3cm×5cm。在腰骶部皮损周围边缘向中心埋线8根，中心部埋线5根，一根垂直于皮下组织，余四根向上、下、左、右与皮肤呈45°夹角向皮损周围斜刺入皮下组织；右肩胛部皮损周围埋线3根，中心埋线1根，双侧曲池各埋线1根。术后各埋线点均挤血数滴。术后当晚伤口疼痛，2日后见寒战、发热，经对症处理，1周后恢复正常。患处皮肤在术后12天逐渐止痒脱屑，皮肤颜色由红变暗紫，逐渐恢复成正常肤色，数月后皮肤光滑平整，与正常无异，瘙痒亦未发作。随访2年未复发。摘自：麦凤香．穴位埋线治疗神经性皮炎40例［J］．陕西中医，2012，33（1）：78－79.

参考文献

［1］黄巍．羊肠线穴位注射治疗局限性神经性皮炎104例疗效观察［J］．黑龙江中医药，1994，（5）：38－39.

［2］李庆，曹红丽，王小群．梅花针加拔罐结合埋线治疗神经性皮炎198例［J］．中国针灸，1998，（9）：530.

［3］祁秀荣，朱少可．梅花针配合穴位埋线治神经性皮炎87例［J］．中国民间疗法，2009，17（2）：18.

［4］刘艳，耿立东．内服中药联合穴位埋线治疗慢性荨麻疹［J］．广西中医药大学学报，2012，15（2）：17－18.

［5］杨才德．星状神经节埋线治百病［M］．北京：中国中医药出版社，2017.

三、耳鸣耳聋

耳鸣是指病人自觉耳内鸣响，如闻蝉声，或如潮声。耳聋是指不同程度的听觉减退，甚至消失。耳鸣可伴有耳聋，耳聋亦可由耳鸣发展而来。二者临床表现和伴发症状虽有不同，但在病因病机上却有许多相似之处，均与肾有密切的关系，故合并论述。

【埋线治疗】

主穴：星状神经节、听宫、听会、耳门、翳风。

配穴：风池、颈夹脊穴、肝俞、肾俞。

操作：①手卡指压式星状神经节埋线术；②用PGA或PGLA线体对折旋转埋线法，或者胶原蛋白线注线法。每2周治疗1次，3次为1个疗程。

【典型病例】

病例：屈某，女，67岁，2015年2月初诊。主诉：右耳听力障碍并耳中鸣响4年。现病史：患者于4年前不明原因发生右耳渐进性听力减退，就诊时基本无法听到声音，附于耳边大声呼叫，才能感觉到声音，但不能听清，须左耳听音，听力减退发生时，伴有耳中鸣响，开始声音微弱，只在安静时可听到，直至就诊时自述感觉整个右侧头部脑鸣，鸣声并不尖锐刺耳，但声音持续，耳中除鸣响声以外，不能听到外界声音，若大声呼喊，靠耳边震动感知声音，鸣声在夜间和晨起加重，白日稍微缓解，病情严重时整个头部昏蒙不适，恶心欲呕，但不能呕出。自发病以来，先后在各医院做详细检查，专科检查为耳膜完好，脑神经系统无异常，但治疗效果不佳。患者平素自觉口干口苦，睡眠差，纳食不香，便秘，1周行1~2次，小便正常。舌暗，苔薄黄，脉弦濡细。诊断为耳鸣。

第一次埋线选穴：风池、百会、完骨（患侧）、耳门（患侧）、肝俞、肾俞、内关。并给予六味地黄丸等药口服。埋线两周后，患者自觉耳部鸣响声时有减弱，但是仍然持续，下午声音最小，在鸣响声减小时，听力有所好转，但鸣响声大时仍然不能听音，右侧头部昏蒙现象明显好转。

第二次埋线选穴：风池、完骨（患侧）、听宫（患侧）、肝俞、肾俞。第二次埋线两周后，患者自述耳鸣声整体较前变小，整个右侧头部脑鸣范围以右耳为中心缩小，范围变为胆经头临泣到风池循行线内，头晕不适感未发作。

第三次埋线选穴：风池、翳风（患侧）、听宫（患侧）、风门、肝俞、肾俞。第三次埋线两周后，患者自述耳鸣声音较前继续减弱，偶尔下午在短时间内耳鸣消失，范围缩小为胆经悬厘至完骨连线范围内，听力较前明显好转，不用大声喊话或靠近耳边呼叫也可听清，对答切题，口苦明显减轻。

第四次埋线选穴：风池、完骨（患侧）、听宫（患侧）、肾俞。第四次埋线两周后，耳鸣范围继续缩小，下午耳鸣消失，消失时间延长，听力明显好转，医生戴口罩正常音量可与患者交谈，对答切题，睡眠良好，晨起稍有耳鸣，声音小，不影响正常生活，饮食正常，大便两日一行，口微苦，不渴，余无不适。摘自：张掖德康康复医院门诊病历。

参考文献

[1] 王克非．当归液穴位注射与埋线治疗感音神经性聋及耳鸣［J］．中国中西医结合耳鼻咽喉科杂志，1996，4（3）：135－136.

[2] 徐三文．谈颈性耳鸣耳聋的中医外治［J］．中医外治杂志，2005，14（5）：12－13.

[3] 周敬佐．穴位埋线治疗突发性耳聋25例［J］．辽宁中医杂志，2006，33（9）：1161.

[4] 用文明，赵理山．耳后聪穴埋线治疗耳鸣312例报告［J］．中国中西医结合耳鼻咽喉科杂志，1997，5（1）：27.

[5] 王欣．穴位埋线治疗神经性耳鸣的疗效观察［J］．浙江中医药大学学报，2011，35（4）：589－590.

[6] 周歆．颈夹脊穴埋线治疗感音神经性耳鸣疗效及其临床影响因素的Logistic回归分

析［D］. 广州：广州中医药大学，2012：1－19.

四、梅尼埃病

梅尼埃病是以膜迷路积水为主的一种内耳疾病。本病以突发性眩晕、耳鸣、耳聋或眼球震颤为主要临床症状，眩晕有明显的发作期和间歇期。病人多数为中年人，患者性别无明显差异，首次发作在50岁以前的病人约占65%，大多数病人单耳患病。

【埋线治疗】

主穴：星状神经节。

配穴：四渎、翳风、内关、听会、足三里。

操作：①手卡指压式星状神经节埋线术；②用PGA或PGLA线体对折旋转埋线法，或者胶原蛋白线注线法。每2周治疗1次，3次为1个疗程。

【典型病例】

病例：杨某，女，38岁，幼儿教师。患者每日上午10时发生眩晕，站立不稳，恶心，呕吐，出汗，面色苍白，中午常不能进食，下午4时后好转。如此每日发作，病程长达5年，曾在武汉、南昌、上海诊治无效。检查：左侧膜迷路积水，前庭功能减退。诊断为内耳眩晕症。第一次取双侧晕听区、四渎埋线治疗，7天后复诊时，眩晕减轻，恶心呕吐停止。第二次取左翳风、双侧内关穴位埋线，第三次取左听会、双侧足三里埋线后痊愈，至今8年未复发。摘自：马立昌，单顺，张金霞．微创穴位埋线实用技术［M］. 北京：中国医药科技出版社，2011.

五、鼻炎

鼻炎指的是鼻腔黏膜和黏膜下组织的炎症，表现为充血或者水肿，患者经常会出现鼻塞、流清涕、鼻痒、喉部不适、咳嗽等症状。

【埋线治疗】

主穴：蝶腭神经节、颈3～4夹脊、肺俞、迎香、大椎、曲池、足三里、印堂。

配穴：肺脾气虚型配脾俞、膈俞、太溪；肺经郁热型配合谷、列缺；肾阳亏虚型配命门、志室、关元。

操作：①三点一线式蝶腭神经节埋线术；②用PGA或PGLA线体对折旋转埋线法，或者胶原蛋白线注线法。每2周治疗1次，3次为1个疗程。

【典型病例】

病例1：周某，男，22岁，教师。自幼流黄鼻涕，鼻塞，语声重浊，伴头痛，耳鸣，嗅觉消失，易感冒。病史约15年，长期服中西药未见改善，于1986年3月6日初诊。专科检查：双下鼻甲肥大，慢性充血，黏膜分泌物呈黄色，嗅区窥不见，余（－）。临床诊断：慢性肥厚性鼻炎。治疗：穴位埋线，配合针刺合谷、双迎香穴。约5分钟后观察，鼻腔黏膜水肿、充血减轻，分泌物减少，自觉症状好转。随访2年，未见复发。患者半年后再做一次巩固性治疗，自觉体质增强，很少感冒。摘自：李海鸥，李春辉，胡正霞，等．穴位埋线治疗150例鼻炎疗效观察［J］. 福建中医药，1990，21（3）：7－8.

病例2：某男，25岁。两年多来过敏性鼻炎反复发作，发作时喷嚏不止，鼻咽部痒甚难忍，水样鼻涕，偶有鼻塞，每因天气变化而发。过敏性体质，曾做脱敏治疗，曾用抗组胺类药物、抗生素等效果不佳，于1987年9月24日来诊。专科检查：中、下鼻甲水肿，鼻黏膜苍白，水样分泌物较多。经1次埋线后，临床症状全部消失，鼻甲水肿消失，黏膜色泽正常。随访两年，未见复发。摘自：李素荷．穴位埋线治疗过敏性鼻炎慢性鼻炎195例［J］. 山东中医杂志，1995，14（12）：555－556.

参考文献

［1］刘欢兴．穴位埋线治疗变应性鼻炎的临床研究［D］. 成都：成都中医药大学，2012.
［2］宋斌，戴彩英．穴位埋线治疗过敏性鼻炎兼支气管哮喘疗效观察［J］. 中国中西医结合耳鼻咽喉科杂志，1995，（4）：174.

六、慢性咽炎

慢性咽炎是咽黏膜慢性炎症。以咽部不适，发干，异物感，或轻度疼痛，干咳，恶心，咽部充血呈暗红色，咽后壁可见淋巴滤泡等为主要临床症状。慢性咽炎患者，因咽分泌物增多，故常有清嗓动作，吐白色痰液。

本病属中医学“喉痹”“喉风”的范畴，多由肺肾阴虚、虚火上炎、熏蒸咽喉而致局部经脉失去濡养，气血瘀阻而致；常处不洁之境，吸入有毒之气，亦是发生本病的病因所在。临床常分为肺阴不足、肾虚火旺、脾虚湿重三型，而肺肾阴虚较为常见。

【埋线治疗】

主穴：星状神经节、天突、足三里、列缺、太溪、阳陵泉。

配穴：肺阴不足，肺俞、孔最、大肠俞、天枢；肾阴不足，肾俞、膀胱俞、商曲、水分、阴交；痰瘀互结，膈俞、肝俞、关元、中脘、丰隆、血海；脾胃失调，足三里、脾俞、胃俞、滑肉门、外陵。

操作：①手卡指压式星状神经节埋线术；②用 PGA 或 PGLA 线体对折旋转埋线法，或者胶原蛋白线注线法。每 2 周治疗 1 次，3 次为 1 个疗程。

【典型病例】

病例：孟某，男，59 岁。咽部充血严重，后咽壁滤泡覆盖，咽峡部也是凹凸不平，在咽峡部还有许多小米粒大小的疱，整个咽部肿胀，吃饭、喝水都很费劲。以前是慢性炎症急性发作，遇到感冒就会复发，咽干、异物感，稍有风吹草动，它就表现出来，可反复发作。埋线合谷、照海，第二天病人感觉咽部肿胀好转，异物感减轻，15 天后诸症消失。随访 1 年未复发。摘自：马立昌，单顺，张金霞．微创穴位埋线实用技术［M］．北京：中国医药科技出版社，2011.

参考文献

［1］段俊英．廉泉穴药线植入治疗慢性咽炎 32 例［J］．上海针灸杂志，2006，25（8）：2.
［2］李洪根，沈来英，丁素霞，等．气海穴埋线治疗咽部异感症 33 例临床疗效观察［J］．中级医刊，1988，28（6）：47 – 48.
［3］冯豪．天突穴埋线治疗慢性咽炎 32 例［J］．浙江中西医结合杂志，2007，17（3）：161.
［4］麦凤香．穴位埋线治疗慢性咽炎［J］．山东中医杂志，2007，26（8）：576.
［5］周蕾．针刺加穴位埋线治疗慢性咽炎 32 例［J］．浙江中医杂志，2007，42（8）：471.
［6］潘文宇，刘醒如．辨证取穴埋线治疗慢性咽炎 30 例［J］．陕西中医，2010，31（8）：1022 – 1024.
［7］杨才德．星状神经节埋线治百病［M］．北京：中国中医药出版社，2017.

第九节　风湿、免疫疾病及内分泌系统疾病

一、强直性脊柱炎

强直性脊柱炎（AS）是以骶髂关节和脊柱附着点炎症为主要症状的疾病，与

HLA－B27呈强关联。某些微生物（如克雷伯杆菌）与易感者自身组织具有共同抗原，可引发异常免疫应答。本病是以四肢大关节、椎间盘纤维环及其附近结缔组织纤维化和骨化以及关节强直为病变特点的慢性炎性疾病。强直性脊柱炎属风湿病范畴，是血清阴性脊柱关节病的一种。该病病因尚不明确，是以脊柱为主要病变部位的慢性病，累及骶髂关节，引起脊柱强直和纤维化，造成不同程度的眼、肺、肌肉、骨骼病变，属自身免疫性疾病。

强直性脊柱炎，分原发性、继发性、结构性、坐骨神经性和代偿性脊柱侧凸，属中医“痹证”的范畴。以脊柱非生理性弯曲改变，脊柱出现后凸、侧凸和混合凸出畸形为特征。病位多强直、疼痛、功能障碍，甚者多丧失工作和生活能力。

【埋线治疗】

主穴：星状神经节、夹脊穴。根据发病段位，如病在胸段，脊柱向后弯凸，则应在病变脊柱的棘突间选穴埋线。如向左凸者，应在脊柱督脉右侧旁开1.5寸处，相当于脊柱横突端的后缘处定穴埋线；向右凸者，则在与左凸相反处定穴埋线。

配穴：伴坐骨神经痛者，可酌情配患肢的环跳、风市、承扶、殷门、委中、阳陵泉和昆仑等穴。

操作：①手卡指压式星状神经节埋线术；②用PGA或PGLA线体对折旋转埋线法，或者胶原蛋白线注线法。每2周治疗1次，3次为1个疗程。埋线针刀操作方法：选用线体对折旋转埋线法。患者取卧位，观察背部脊柱两侧，在皮肤隆起或者凹陷处定点，每次在两侧交替定点10～20点，用0～4的PGLA线，按无菌操作将穴位常规消毒后，将埋线针刀快速突破皮肤，缓慢推进，穿刺数下，针下有松动感后，旋转针体，把线体留在穴位内。驼背严重的患者，可以隔日治疗，每次定点不要重复，坚持治疗，对矫形和镇痛可获佳效。

【典型病例】

病例：杨某，女性，42岁，教师，1990年9月12日就诊。主诉：腰腿痛两年余，加重1个月。病史无明显诱因。近1个月来腰背部及左下肢疼痛加剧，直立及行步艰难，患肢屈曲下蹲疼痛，机能严重障碍。曾到过几家医院拍片示：胸段第七至第十二脊椎向左右两侧侧凸，呈“S”状，为150°～170°。诊断为强直性脊柱炎。经中、西医多方治疗无效，前来求治。经查：被动体位，胸段第七至第十二脊柱部位明显呈“S”状，并呈强直样。左下肢前外侧多处压痛，不能屈曲。诊断：强直性脊柱炎，伴继发性左侧坐骨神经痛。采用埋线治疗1次，1周后复诊时，“S”状脊柱奇迹般复位，腰背及下肢疼痛亦基本消失，能直立行走，下蹲自如。为巩固疗效，分别在第二、第三周时各治疗1次，临床告痊愈。随访4年未复发。摘自：马玉泉．经穴埋线治疗强直性脊柱炎疗效好［J］．中国中医药信息杂志，1995，2（1）：23－27．

参考文献

［1］邹波，张英羽．穴位埋线治疗强直性脊柱炎67例临床观察［J］．青岛医药卫生，2000，32（5）：391．

［2］李平．穴位埋线治疗增殖增生脊柱炎62例［J］．上海针灸杂志，2004，23（6）：28．

［3］孙文善．微创埋线技术与脊柱相关性疾病的治疗［J］．上海针灸杂志，2010，29（7）：482．

［4］张建英，杨继国．强直性脊柱炎的中医外治法研究进展［J］．山东中医杂志，2003，22（5）：316－318．

［5］高广忠，马小平．穴位埋线治疗强直性脊柱炎50例临床分析［J］．四川中医，2003，21（5）：78－79．

［6］田元生，王雷生，王新义，等．埋线刺络法治疗强直性脊柱炎临床观察［J］．中国针灸，2011，31（7）：601－604．

［7］杨才德．星状神经节埋线治百病［M］．北京：中国中医药出版社，2017．

二、甲状腺功能亢进

甲状腺功能亢进，是指甲状腺组织增生、功能亢进、产生和分泌甲状腺激素过多所引起的一组临床综合征，简称“甲亢”。

各种类型的甲亢中，以毒性弥漫性甲状腺肿的遗传倾向最为明显，而其他类型的甲亢一般认为与遗传无明显的关系。毒性弥漫性甲状腺肿患者的家族成员患此病的机会明显增加。一个家族中可以有多个成员患本病，人类白细胞抗原是遗传的标记，有不少研究发现，毒性弥漫性甲状腺肿患者的某一种或几种人类白细胞抗原明显增加，进一步说明本病与遗传有着密切的关系。

【埋线治疗】

主穴：星状神经节、内关、太冲、心俞、肝俞、膻中。

配穴：间使、足三里、肾俞、太溪、三阴交。

操作：①手卡指压式星状神经节埋线术；②用PGA或PGLA线体对折旋转埋线法，或者胶原蛋白线注线法。每2周治疗1次，3次为1个疗程。

【典型病例】

病例：郑某，女，39岁，干部。2001年4月24日以胸闷、心慌2月余为主诉来诊。患者母亲有甲亢病史，5年前因心脏病死亡。现患者因为过度劳累而引起胸闷心慌，活动气短，全身乏力，病情逐渐加重，伴多食消瘦，烦躁多汗，手心潮湿，多动手颤。查体：心率128次/分钟，心律不齐，血压140/70mmHg，体重45kg，甲状腺不肿大，甲状腺区无杂音，无突眼，手抖。心电图示：窦性心动过速，室性早搏。甲状腺功能测定：FT3 23.26pmol/L，FT4 76.21pmol/L，TSH 0.08mU/L。诊断：甲亢。给予背部双侧心俞、肝俞穴埋线，2周1次，4次后间隔2个月再埋线4次。同时配合口服他巴唑1片，每日2次；心得安1片，每日2次。治疗3天后，患者胸闷心慌明显减轻，睡眠好，情绪稳定。治疗45天后，病情基本控制，心慌、气短消失，体重增加，全身有力，饮食正常，无烦躁多汗及多动手颤。检查：心率84次/分钟，律齐，血压110/70mmHg，体重48kg。心电图示：窦性心律。甲状腺功能测定：FT3 4.02pmol/L，FT4 12.46pmol/L，TSH 1.21mU/L。心电图及甲状腺功能均恢复正常。医嘱他巴唑减为每日晨服1片，停服心得安。维持量巩固治疗至2002年4月24日停药，随访观察至今1年余，未见复发。摘自：曹金梅，门艳丽，范军铭．肝俞、心俞埋线为主治疗甲亢262例临床观察［J］．中国针灸，2003，23（9）：515－517.

参考文献

［1］陆建．针刺和埋线治疗甲状腺疾病38例疗效观察［J］．新医学，1979，10（11）：553－554.

［2］黄柳和．梁庆临老中医治甲亢经验介绍［J］．新中医，1994，(S1)：5－6.

［3］黄柳和．挑筋割脂埋线疗法治疗甲亢［J］．中国针灸，1995，(1)：28.

［4］廖小平，周波，杨安生，等．穴位埋线治疗甲状腺功能亢进症47例［J］．中国中西医结合杂志，1998，18（5）：272.

［5］张娟，文重远，余敏．丙硫氧嘧啶片联合穴位埋线疗法治疗伴情绪障碍甲亢患者的疗效分析［J］．湖北中医药大学学报，2012，14（4）：52－53.

［6］杨才德．星状神经节埋线治百病［M］．北京：中国中医药出版社，2017.

三、糖尿病

糖尿病是一组由于胰岛素分泌缺陷和/或胰岛素作用障碍所致的以高血糖为特征的代谢性疾病。持续高血糖与长期代谢紊乱等可导致全身组织器官，特别是眼、肾、心血管及神经系统的损害及其功能障碍和衰竭。严重者可引起失水、电解质紊乱和酸碱平衡失调等急性并发症酮症酸中毒和高渗昏迷。临床特点为“三多一少”，即多饮、多食、多尿、消瘦。其发病率男性略高于女性。现代医学认为，胰岛素的绝对或相对分泌不足是本病的发病原因。糖尿病属于中医学“消渴”的范畴。

【埋线治疗】

主穴：星状神经节、中脘、下脘、气海、关元、腹四关、天枢、大横、气穴、气旁、水道、大巨、太冲、然谷、胰俞、三阴交至阴陵泉的压痛点。

配穴：糖尿病眼病配睛明、风池、太阳；糖尿病高血压配血压点；糖尿病高血脂配脂三针（内关、足三里、三阴交）；糖尿病脑病配督脉通贯；糖尿病肾病配命门；糖尿病皮肤瘙痒配血海、大椎；糖尿病足配丰隆、昆仑；糖尿病肠功能紊乱配上巨虚。

操作：①手卡指压式星状神经节埋线术；②用 PGA 或 PGLA 线体对折旋转埋线法，或者胶原蛋白线注线法。每 2 周治疗 1 次，3 次为 1 个疗程。

【典型病例】

病例 1：某女，39 岁，2010 年 3 月来诊。患者自 2008 年开始出现口渴多饮，食欲亢进，饮水增多，小便量多、频数，曾服药治疗无效。症见：口干喜饮，形体消瘦，四肢乏力，月经量少，面白颧红，小便量多，大便秘结，舌质红，苔薄微黄，脉沉数，尿糖（+++）。取脾俞、肾俞、中脘、关元、足三里、太溪、胰俞埋线治疗。每 7 天治疗 1 次，5 次为 1 个疗程，配合营养饮食指导。治疗 2 个月后，口渴多饮明显减轻，进水量少，自觉精神转好，大便每日 1 次，月经量增多，化验尿糖（++）。继续治疗 3 个月，症状进一步改善，四肢有力，尿糖（-），月经正常。嘱其每月治疗 1 次，以巩固疗效。摘自：唐佐阳．PGLA 线体微创埋线治疗糖尿病 [J]. 上海针灸杂志，2011，30（7）：509.

病例 2：王某，女，40 岁，幼师。自诉半年前出现口渴，咽干，多饮，易疲乏，多汗，本人未加注意。近日口渴加重，小便频多，易饥消瘦，疲乏无力明显。查见面色萎黄，舌淡暗而干，苔白，脉细无力。空腹血糖 13.4mmol/L，尿糖（++++）。诊为糖尿病，辨证为气阴两虚，兼有瘀热。治宜益气滋阴，清热通络。给予消渴散 10g，1 日 3 次，饭前 1 小时口服。并给予脾俞、肾俞、足三里、三阴交、胃脘下俞埋线治疗。治疗 1 周后，口渴多饮明显减轻，小便转为正常，无饥饿感，身体较前明显有力，查空腹血糖 6.7mmol/L，尿糖（-）。治疗 20 天后临床症状消失，空腹血糖 5.8mmol/L，尿糖（-），嘱其节制饮食，巩固治疗。摘自：刘乃明，叶淑芬．消渴散配合穴位埋线疗法治疗糖尿病 108 例 [J]. 亚太传统医药，2006，(10)：68.

参考文献

[1] 贾晚秋，曹春，杜旭光，等．穴位埋线治疗痛性糖尿病神经病变 [J]. 中国针灸，

1995，（S2）：94.
［2］王玉中，王海成．穴位埋线治疗糖尿病50例疗效观察［J］．辽宁中医杂志，2005，32（11）：1188.
［3］张中新，刘建玉，李民兰．胰俞穴埋药线治疗2型糖尿病临床报道［J］．针灸临床杂志，2005，21（6）：40－41.
［4］罗雄，凌湘力．穴位埋线对糖尿病大鼠血浆内皮素、血清一氧化氮的影响［J］．甘肃中医，2007，20（3）：46－47.
［5］杨才德．星状神经节埋线治百病［M］．北京：中国中医药出版社，2017.

四、慢性疲劳综合征

慢性疲劳综合征（CFS），是以持续疲劳、失眠、思维不集中以及身痛发热等多种精神神经症状，但无其他慢性器质性疾病及精神疾病的症状群。1988年由美国疾病控制中心正式命名为慢性疲劳症及免疫机能障碍综合征，简称慢性疲劳综合征。现代医学对CFS的病理机制尚不明确，临床上也缺乏确实有效的治疗方法。CFS虽未见有近期的生命危险，但其全身各脏腑机能的衰弱对健康影响很大，严重影响生活质量和工作效率。运用穴位埋线对CFS患者进行治疗疗效较好。

【埋线治疗】

主穴：星状神经节、足三里、三阴交、关元、百会、印堂、膻中、气海、血海、膈俞。

配穴：脾气不足加中脘；肝气郁结加风池、合谷、太冲；心血不足加神门，兼心阴虚者用阴郄代替神门；肾气不足加气海、太溪；痰浊内阻加丰隆，兼痰热者加内庭；兼风热未清者加曲池、合谷。

操作：①手卡指压式星状神经节埋线术；②用PGA或PGLA线体对折旋转埋线法，或者胶原蛋白线注线法。每2周治疗1次，3次为1个疗程。

【典型病例】

病例：马某，女，39岁，教师。主诉：反复发作的疲劳，充分休息后不能缓解，记忆力减退1月余。患者近1个月来常感疲劳，休息不能完全缓解且伴饮食减少，食后胃脘部不舒，大便溏薄。症见：面色萎黄，舌淡苔薄，脉细弱。诊断：虚劳（脾气虚）。取穴：脾俞、肝俞、肾俞、膈俞、足三里、关元、百会、膻中、三阴交，埋线治疗。治疗2次后，症状明显缓解，治疗4次后症状消失。摘自：李丽英．穴位埋线治疗慢性疲劳综合征120例［J］．中医外治杂志，2011，21（2）：45.

第二章　穴位埋线基础操作

第一节　穿刺技术的改进和创新是穴位埋线疗法的第三次飞跃

穴位埋线是长效针灸，是在传统针具和针法基础上建立和发展起来的，是针灸技术的发展和延伸，穴位埋线的核心技术是穿刺技术，穴位埋线的三大要素中，针具、埋藏物、穿刺技巧之间是互相影响、互相促进的。针具的改进成功实现了穴位埋线疗法的第一次飞跃，埋藏物的改进成功实现了穴位埋线疗法的第二次飞跃，穿刺技术的改进和创新是穴位埋线疗法的第三次飞跃。

一、穴位埋线是针灸疗法的传承和延伸

穴位埋线是在传统针具和针法基础上建立和发展起来的，是针灸技术的发展和延伸，是长效针灸。穴位埋线历经了穴位留针、穴位埋针、穴位埋藏、穴位埋线、埋线针刀等历史过程。

古人为了增强针刺的疗效或者获得良好的“针感”，常常在穴位针刺后予以留针一定的时间（通常为5~30分钟左右）；后来人们改进针具，在身体某些部位（如耳朵）予以留针数天甚至更长的时间（例如皮内针）；一个世纪以前，随着现代医学在国内的兴起，无菌观念与无菌技术开始在中西医之间交汇，医务工作者尝试了在穴位中埋藏某些物质（如金属、猪鬃毛、兔脑等），以实现对穴位持续或者特殊刺激作用而达到相应疗效之目的，我们可称之为穴位埋藏疗法；现代医学的外科技术的迅速兴起与其外科缝合材料（如羊肠线）的普及使用，使穴位埋藏疗法逐步摒弃了传统的埋藏物品，把埋藏物质逐步统一到羊肠线等新的材料上来，从此，我们才可称之为真正的“穴位埋线疗法”。

目前所使用的专用埋线针、一次性埋线针、埋线针刀等工具，均是在穴位埋线疗法正式形成以后，对穴位埋线疗法的技术、工具、方法和疾病谱进行传承、创新和发展的成果。

二、穴位埋线发展的第一次飞跃——埋线针具的创新

传统的穴位埋线方法（切埋法、穿线法等）都需要在埋线之前进行麻醉，甚至切口和缝合，都有一定的创伤性。

早期的穴位埋线主要用于消化道溃疡、哮喘和小儿脊髓灰质炎的治疗，治疗方法有切埋法、割埋法、结扎法，皆要求局部麻醉，使用埋线器械，多少都有些埋线的性质。尽管有一定的疗效，治疗方式较每日针灸方便得多，但是操作比较复杂且易于感染，临床上已经很少应用。从临床研究论文情况来看，20 世纪 80 年代后穴位埋线的发展基本上处于停滞阶段，埋线的工具成为制约这项技术发展的瓶颈之一。

但是，穴位埋线毕竟有长效和方便患者等独特的治疗特点，许多临床工作者在最初的埋线方法的基础上，对埋线疗法进行了改进。首先是将腰穿针改良为埋线针具，后经进一步创新，研制了专门用于穴位埋线的埋线针。一次性专用埋线针的研制成功，第一次使临床上有了专用的埋线器具，其直径相当于 9 号注射针，可以将可吸收外科缝线瞬间注入穴位。

这些改进简化了埋线的操作，减少了患者的痛苦，降低了埋线后感染的机会。在许多慢性疾病的治疗方面取得了良好的效果，其治疗范畴也扩展到内、外、妇、儿、皮肤、美容、瘦身、亚健康等各科疾病的预防和治疗。一次性埋线针不仅使用方便，而且大大减小了对患者的创伤，避免了麻醉等复杂的步骤，降低了感染机会，杜绝了交叉感染，使穴位埋线进入到微创埋线技术时代。

三、穴位埋线发展的第二次飞跃——埋藏物之线体的创新

穴位埋线疗法源于穴位埋藏，埋藏的物品种类很多，如动物组织（羊、鸡、兔子的肾上腺或脑垂体、脂肪等）、药物、钢圈、磁块等，影响因素多，操作复杂，疗效不一。

除了在针具上的改进之外，实际上，埋植材料的发展使埋线疗法具有了更广阔的发展空间，以前埋线疗法所用材料仅限于羊肠线，羊肠线主要用于外科缝合，并非特制的埋植专用线，虽然价格便宜，取材方便，但是不能完全满足临床要求，例如羊肠线有可吸收性差、组织反应大等缺点。此外，羊肠线的体内吸收速度、刺激强度也难以控制。因此，有待于根据针灸临床需要发展新的埋线材料。近年来发展起来的医用高分子生物降解材料是一类能够在体内分解的材料，特别适合于埋线临床。在应用中，医用高分子生物降解材料的降解速度和可吸收性能够根据不同的需要，通过对材料进行化学修饰、使用复合材料和选择降解速度合适的材料，来调节材料的降解速度以及与机体相互作用的方式。目前，生物可降解材料在外科医学方面的应用

已经相当成熟，因此选择各种新型材料进行改进，或进行功能化，作为微创穴位埋植治疗的材料，可减少病人针刺治疗的痛苦和就诊次数，达到方便、微创、有效和可控的要求。许多学者已经在使用高分子合成埋线方面进行了有益的尝试，积累了丰富的经验，同时还解决了许多棘手的操作难题，埋藏物——线体的创新，成为穴位埋线的第二次飞跃。

四、穴位埋线发展的第三次飞跃——操作技术的创新

传统的穴位埋线疗法主要从中医针灸学的理论体系下进行延伸，对穴位的刺激注重的是“长效针感”，是针灸科医师针灸治疗的“补充方法”，处于一种可用可不用的状态。

近几年来，杨才德等专家在埋线针具上进行了改进，提出了埋线针刀整合医学的思路，也就是说，在穴位埋线的同时，引入了针刀松解的思路，虽然只是在埋线的操作过程中，有意识的增加了几个“刺切摆”的动作，却让穴位埋线疗法跳出了纯粹作为“长效针感”的桎梏，进入了一个全新的领域，并且总结出了“线体对折旋转埋线术”“手卡指压式星状神经节穿刺术”“分筋拨脉式颈动脉窦埋线术”“三点一线式蝶腭神经节埋线术”“推寰循经式迷走神经穿刺技术”等术式，突破了传统操作中不得在血管、神经附近埋线的禁区，达到了全新的高度。

全新的理念（长效针灸结合即刻松解）、全新的穴位（特殊作用的节点）、全新的技术（刺切摆）、全新的技巧（穿刺入路和术式），让穴位埋线了已经实现了第三次飞跃。

五、穴位埋线疗法的发展趋势

1. 独立自主发展

微创：器械的变革永无止境，无痛是最高境界，许多学者正在思考和制作自动装线器、自动埋线器等工具，也有学者在持续改进线体（如多功能药线等）。生物材料学发展与微创医学的结合形成一个新的发展机遇，研制适合临床需要、改进治疗模式、减少针刺痛苦、便于患者治疗的新器具和新材料，已经成为针灸和埋线技术发展的必然。

可控：埋植材料特别是生物可降解材料的发展，可以通过控制材料的成分和降解速度来达到控制埋线治疗效果的目的，可以实现刺激时间、强弱、深浅等各个方面达到全面的可控性。

标准化：可控性的实现必然会实现标准化，埋线材料通过控制材料的成分和降解速度，可以在一定程度上实现针灸治疗的标准化和规范化，使得针灸治疗更加易于推

广应用。在临床和基础研究方面，可以实现研究成果的重复性、继承性以及可比较性。埋线医学的发展也将促进针灸标准化和规范化的研究。所以，埋线的发展无论是在临床治疗模式上，还是在针灸学的研究发展上，都将带来新的突破。

2. 协同发展

穴位埋线的技术来源于中医学，得益于现代科技，继承和创新永远是埋线医学乃至所有医学进步的法宝，汲取其他学科的长处或者与其他学科协同发展也是一条明智之路，例如埋线疗法与针刀疗法的协同发展。针刀长于切割松解，埋线疗法在穿刺的过程中也有同样的作用，但远不及针刀，那么，如何借鉴针刀的长处为埋线所用，一直是学者的关注点之一。杨才德发明的埋线针刀就比较有益地进行了尝试和探索，即将埋线针尖磨平如针刀状，实现了针刀和埋线的双重功能，并在临床上反复实践，名之曰“埋线针刀”，并获得国家专利，从而使穴位埋线的内涵和外延发生了重大的变化。埋线针刀的出现对二者协同发展具有引领的作用。埋线针刀成为穴位埋线疗法实现第三次飞跃的助推器。

总之，穴位埋线的核心技术是穿刺，针具的改进、线体的创新，无不与穿刺技术相辅相成，三者互相促进、互相适应，三次飞跃，使穴位埋线疗法真正实现了蜕变，为针灸的发展起到积极和重大的推动作用。

第二节　穴位埋线基本操作

一、选择埋线针具和线体

根据病情需要和操作部位选择不同种类和型号的埋线工具和医用线。其中套管针一般可由一次性使用无菌注射针配适当粗细的磨平针尖的针灸针改造而成，或用适当型号的腰椎穿刺针代替。也可以选用一次性成品注射埋线针，或其他合适的替代物。一次性使用无菌注射针应符合 GB 15811—2016 的要求；针灸针应符合 GB 2024—2016 的要求；腰椎穿刺针应符合 YY/T 1148—2009 的要求；医用缝合针应符合 YY 0043—2005 的要求；可吸收性外科缝线应符合 YY 1116—2010 的要求。

建议使用：一次性使用埋线针；建议使用：PGA 缝合线。

二、消毒

1. 器械消毒

根据材料选择适当的消毒或灭菌方法，应达到国家规定的医疗用品卫生标准以及消毒与灭菌标准，一次性使用的医疗用品还应符合相关规定。

2. 部位消毒

用0.5%的碘伏在施术部位由中心向外环行消毒。也可采用2%碘酒擦拭，再用75%乙醇脱碘的方法。

3. 术者消毒

医生双手应用肥皂水清洗、流水冲净，再用75%乙醇或0.5%碘伏擦拭，然后戴无菌手套。

三、操作方法

1. 套管针埋线法

对拟操作的穴位以及穴周皮肤消毒后取一段适当长度的可吸收性外科缝线，放入套管针的前端，后接针芯，用一手拇指和食指固定拟进针穴位。另一只手持针刺入穴位，达到所需的深度，施以适当的提插捻转手法，当出现针感后，边推针芯，边退针管，将可吸收性外科缝线埋植在穴位的肌层或皮下组织内。拔针后用无菌干棉球（签）按压针孔止血。

2. 埋线针埋线法

在穴位旁开一定距离处选择进针点，局部皮肤消毒后施行局部麻醉。取适当长度的可吸收性外科缝线，一手持镊将线中央置于麻醉点上，另一手持埋线针，缺口向下压线，以15°~45°角刺入，将线推入皮内（或将线套在埋线针尖后的缺口上，两端用血管钳夹住，一手持针，另一手持钳，针尖缺口向下以15°~45°角刺入皮内）。当针头的缺口进入皮内后，持续进针直至线头完全埋入穴位的皮下，再适当进针后，把针退出，用无菌干棉球（签）按压针孔止血。宜用无菌敷料包扎，保护创口3~5天。

3. 医用缝合针埋线法

在拟埋线穴位的两侧1~2cm处，皮肤消毒后施行局部麻醉。一手用持针器夹住穿有可吸收性外科缝线的皮肤缝合针，另一手捏起两局麻点之间的皮肤，将针从一侧局麻点刺入，穿过肌层或皮下组织，从对侧局麻点穿出，紧贴皮肤剪断两端线头，放松皮肤，轻揉局部，使线头完全进入皮下，用无菌干棉球（签）按压针孔止血。宜用无菌敷料包扎，保护创口3~5天。

4. 线体对折旋转埋线法

埋线针不要针芯，取一段可吸收性外科缝线，放入针的前端，线在孔内孔外的长度基本保持相同，刺入穴位时，线在针尖处被压形成对折，在确保针孔外的线体进入皮肤并获得针感后，旋转针体360°后，退出针体。拔针后用创可贴贴敷即可。

四、注意事项

1. 埋线过程中异常情况的预防和处理

滞针：因体位移动而引起滞针，必须纠正体位；如因病人精神紧张，或局部肌肉痉挛而引起的滞针，可延长留针时间，以缓解紧张状态，或用手指在邻近部位按揉，或在邻近部位加刺一针，以宣散气血，缓解痉挛；如因单向捻转而致者，须向相反方向退转，并左右轻捻，使之松懈。

弯针：如系针身轻微弯曲，不可再行提插捻转，应将针缓慢退出，如针身弯曲角度较大，必须轻微摇动针体，顺着弯曲方向将针退出；如果针体弯曲不止一处，须视针柄扭转倾斜的方向，逐渐分段退出，切勿急拔猛抽，以防断针；如因患者体位改变而致，应嘱患者恢复原来的体位，使局部肌肉放松，再行退针。

断针：发现断针后，医者态度必须镇静，嘱患者保持原有体位，切勿惊慌乱动，以防断针向肌肉深层陷入。如折断处针身尚有暴露出表皮外面，用右手执镊子夹住断端取出。如断针残端已完全陷入肌肉层者，须视断针的所在部位，若断在重要脏器附近，或肢体活动处并妨碍运动者，应在 X 线下定位，立即施行外科手术取出。

晕针：立即停止针刺，并将已刺之针全部起出，使患者平卧，头位稍低，松开衣带，注意保暖。轻者静卧片刻，饮温开水或热茶后，即可恢复。重者在上述处理的基础上，可针刺人中、内关、涌泉、足三里等穴，并可温灸百会、气海、关元等穴，即能苏醒，必要时应配合其他急救措施。

血肿：微量的渗血或针孔局部小块青紫，一般不必处理，可自行消退。如局部青紫肿痛较甚或活动不便者，要先行冷敷止血后，再行热敷，或在局部轻轻按揉，以促使局部瘀血消散。

后遗感：轻症用手指在局部上下循按，即可消失或改善；重症除在局部上下循按外，可用艾条施灸，便可很快消除。

2. 穴位埋线后线头暴露体外的处理

如果采用的是套管针埋线，可将线头抽出重新操作。

如果采用的是缝合针埋线，有一端线头暴露，可用持针器将暴露的线头适度向外牵拉，用剪刀紧贴皮肤剪断暴露的，再用一手手指按住未暴露一端的线头部位，另一手提起剪断线头处的皮肤，可使线头置于皮下。如果两端线头均暴露在外，可先用持针器将一端暴露的线头适度向外牵拉，使另一端线头进入皮下后，再按照上述方法操作，使两端线头均进入皮下。

3. 穴位埋线术后反应的处理

在术后 1 ~ 5 天内，由于损伤及线的刺激，埋线局部出现红、肿、热、痛等无菌性炎症反应，少数病人反应较重，伤口处有少量渗出液，此为正常现象，一般不需要处理。若渗液较多，可按疖肿化脓处理，进行局部的排脓、消毒、换药，直至愈合。

局部出现血肿，一般先予以冷敷止血，再行热敷消瘀。

少数病人可有全身反应，表现为埋线后 4 ~24 小时内体温上升，一般约在 38℃左右，局部无感染现象，持续 2 ~4 天后体温可恢复正常。如出现高热不退，应酌情给予消炎、退热药物治疗。

由于埋线疗法间隔时间较长，宜对埋线患者进行不定期随访，了解患者埋线后的反应，及时给出处理方案。

如病人对线过敏，治疗后出现局部红肿、瘙痒、发热等反应较为严重，甚至切口处脂肪液化、线体溢出，应适当做抗过敏处理，必要时切开取线。

4. 其他

穴位埋线的适应证和疗程：应该根据疾病的特点、病人的病情选择适当的针灸方法，埋线疗法多用于治疗慢性疾病。

治疗间隔及疗程根据病情以及所选部位对线的吸收程度而定，间隔时间可为 1 个星期至 1 个月；疗程可为 1 ~5 次。

禁忌：埋线时应根据不同穴位选择适当的深度和角度，埋线的部位不应妨碍机体的正常功能和活动。应避免伤及内脏、脊髓、大血管和神经干，不应埋入关节腔内。

不应在皮肤局部有皮肤病、炎症或溃疡、破损处埋线。由糖尿病及其他各种疾病导致的皮肤和皮下组织吸收及修复功能障碍者，不应使用埋线疗法。

第三章　穴位埋线特色技术

第一节　手卡指压式星状神经节埋线术

一、体位

体位采用仰卧位。

二、定点

术者左手拇指在“定位”处接触皮肤，轻轻按压，以病人可耐受为度，当触及颈动脉搏动时，把颈动脉控制在指腹下，将胸锁乳突肌、颈总动脉、颈内静脉推向外侧，使之与气管、食管分开，再继续轻柔地向下按压，可触及明显的抵抗感，此为 C_6 或者 C_7 横突前结节，标记之，此为“进针点”。

三、操作

患者仰卧位，使枕部与背部处于同一高度或将一薄枕置于双肩下，使头尽量后仰，以充分暴露颈部。面向上方，颏部抬向前，口微张开以减小颈前肌张力且易触及 C_6 横突。操作者应位于病人的右侧。术区常规消毒，戴无菌手套。

手卡：术者左手四指与拇指分开，四指抵于薄枕或者紧靠于患者颈部，做卡颈状动作，以确保操作时押手的相对稳定。

指压：拇指在“定位”处再次做“定点”时的动作，以确保“进针点”的准确性，然后松开拇指，使拇指轻轻触及皮肤；右手持针，针斜口面对拇指，针尖触及“进针点”皮肤，拇指与针尖同时向下移动，拇指将胸锁乳突肌、颈总动脉、颈内静脉推向外侧，触及颈动脉搏动，确认已经把颈动脉控制在指腹下。

穿刺：继续向下移动，当到达 C_6 或者 C_7 横突前结节时有明显的抵抗感，稍作停顿后，左手拇指固定，右手向下快速突破，针尖所到之处即为 C_6 或者 C_7 横突前结节；退针 0.2cm，右手持针固定不动，左手拇指轻轻抬起，以颈部皮肤随之而起为度，此时标志穿刺获得成功。

之后，进行下一步操作（注射、埋线或者松解），出针，按压片刻，创可贴贴敷即可。

第二节　三点一线式蝶腭神经节埋线术

一、体位

体位采用仰卧位或侧卧位或端坐位。

二、定点

埋线点位于颧弓下缘与下颌骨冠突后缘交界处的体表投影点。拇指按在下颌骨乙状切迹内，指尖处即为进针点。

三、操作

常规消毒，并戴无菌手套。刺手持针，针刺方向与额状面呈 15°，与矢状面呈 75°，与水平面呈 15°，总的进针方向为前内上。触摸同时，让患者头向对侧适当倾斜，并稍许向后仰，将神经节、进针点、术者视线三点连成一线，即可使进针点抬高至与蝶腭神经节位置等高，只需向前平行刺进，更易命中。缓慢提插，探索进针，当到达蝶腭神经节时，可获得明显的针感：同侧目内眦下至口角有麻木、胀、重感；齿痛或放电样酸胀感；同侧面部产生剧烈电击感；鼻内有喷水样感；鼻腔紧缩感；鼻内吹风样感，上述针感可单独出现，亦可同时出现。

第三节　分筋拨脉式颈动脉窦埋线术

一、体位

体位采取仰卧位。

二、定点

埋线点位于平甲状软骨上缘，位于胸锁乳突肌前缘，颈动脉搏动处。

三、操作

术区消毒，戴无菌手套，术者左手四指与拇指分开，四指抵于薄枕或者紧靠于患者颈部，做卡颈状动作，以确保操作时押手的相对稳定。

分筋拨脉：拇指指腹感受颈动脉搏动，用指腹及指尖分开胸锁乳突肌，将颈动脉搏动控制于指腹一侧。

刺入：右手持针，针斜口面对拇指，针尖触及“进针点”皮肤，拇指与针尖同时向下移动，拇指将胸锁乳突肌、颈总动脉、颈内静脉推向外侧，触及颈动脉搏动，确认已经把颈动脉控制在指腹下；继续向下移动，当到达 C_4 横突前结节时有明显的抵抗感，稍作停顿后，左手拇指固定，右手向下快速突破，针尖所到之处即为 C_4 横突前结节；退针 0.2cm，右手持针固定不动，左手拇指轻轻抬起，以颈部皮肤随之而起为度，此时标志穿刺获得成功。

之后，进行下一步操作（注射、埋线或者松解），出针，按压片刻，创可贴贴敷即可。

第四节　推寰循经式迷走神经埋线术

一、体位

体位采取仰卧位。

二、定点

埋线点位于乳突尖下方、寰椎横突前缘处。

三、操作

以穿刺右侧为例，施术者立于患者右侧，左手四指握于患者项部，左手拇指紧压寰椎横突尖，右手持埋线针刀，刃口线与人体纵轴平行，针体与冠状面平行，快速突破皮肤，向前方调整针尾，使针体与冠状面成15°夹角，与矢状面成75°夹角，缓慢推进约5～7mm，旋转埋线针刀，留线，缓慢出针，按压针孔片刻。

附录

附录一　埋线针刀技术操作规范

本规范规定了埋线针刀技术操作适用范围、术语和定义、操作步骤与要求、注意事项、适宜病证、禁忌和施术过程中可能出现的不良反应及处理措施。本规范的附录A为资料性附录，附录B、附录C、附录D、附录E为规范性附录。

1　范围

本规范规定了埋线针刀技术操作的术语和定义、操作步骤与要求、注意事项和禁忌。本部分适用于埋线针刀技术操作。

2　规范性引用文件

GB 15811—2016 一次性使用无菌注射针

GB 15981—1995 消毒与灭菌效果的评价方法与标准 YY 1116—2010 可吸收性外科缝线

3　术语和定义

3.1　*埋线针刀* acupoint catgut embedding and acupotomy

埋线针刀是具有针刀针刃的管形针具，具有切割、埋线与注射功能。

3.2　*刺* acupuncture

用特制的针具进入人体，进行系列操作的动作。

3.3　*切* cut

带刃工具进入人体，在前进的过程中切割组织。

3.4　*摆* sway

是指针具成功穿刺进入人体后，操作者以皮肤为支点，摆动针具的动作。

3.5　*刃口线* cutting edge line

针具末端与“斜面”相平行的“面”形成的线。

3.6 纵横切摆 cut and sway in transverse and vertical aspect

纵横是指针具刃口线的方向和针具在平面空间上移动的方向与动作；切摆是指针具在立体空间上移动的方向与动作。

3.7 切摆 cut and sway

是指先切后摆，或先摆后切。

3.8 阳性点 positive reaction point

是埋线针刀操作治疗点，包括痛点、压痛点、条索、结节、异常皮损等部位。

3.9 停退改进 stop，backwards，changing and insertion

埋线针刀刺入治疗点后，到达既定深度未触及骨面，则停止继续刺入动作，退针稍许，改变进针角度及方向，再次缓慢推进。

3.10 线体对折旋转埋线术 catgut embedding therapy with thread folded in rotation

埋线针刀不要针芯，取一段可吸收性外科缝线，放入针的前端，线在孔内孔外的长度基本保持相同，刺入穴位时，线在针尖处被压形成对折，在确保针孔外的线体进入皮肤并获得针感后，旋转针体360°后，退出针体。

4 操作步骤与要求

4.1 施术前准备

4.1.1 选择工具

应根据患者病情和治疗部位，选择8#或者7#埋线针刀和埋线。针具和线体应符合GB 15811—2016 一次性使用无菌注射针、GB 15981—1995 消毒与灭菌效果的评价方法与标准、YY 1116—2010 可吸收性外科缝线的要求。

4.1.2 选择治疗点

应根据患者病情选取适当的阳性点，即病变组织解剖结构的体表投影点。常用埋线针刀操作技术治疗点选择见附录A。

4.1.3 选择体位

应选择患者感觉舒适的体位并且便于医生操作的体位。

4.1.4 选择环境

环境应为相对独立的空间，通风良好，清洁卫生。医务人员应穿隔离衣，戴一次性口罩。

4.1.5 **消毒**

4.1.5.1 器械消毒

根据材料选择适当的消毒或灭菌方法，应达到国家规定的医疗用品卫生标准以及消毒与灭菌标准。一次性使用的医疗用品应符合相关规定。

4.1.5.2 部位消毒

用0.5%的碘伏在施术部位由中心向外环行消毒。也可采用2%碘酒擦拭，再用75%乙醇脱碘的方法。然后铺无菌洞巾，治疗点应该在洞巾中间。

4.1.5.3 术者消毒

医生双手应用肥皂水清洗、流水冲净，再用75%乙醇或0.5%碘伏擦拭，然后戴无菌手套。

4.2 施术方法（以左手为押手、右手为刺手为例）

4.2.1 **麻醉**

在定点处旁开一定距离处选择进针点，局部皮肤消毒后施行局部麻醉，局部麻醉方法见附录B。

4.2.2 **持针**

押手固定进针点处皮肤，刺手持已经预穿线体的埋线针刀，刺手中指或者无名指尖支于穿刺点旁，将针具的开孔斜面面向押手，刃口线与重要的组织（如血管、神经及肌腱）走行方向平行，针体垂直于皮肤。

4.2.3 **进针**

针尖抵住皮肤，快速突破，缓慢推进到达目标深度。

4.2.4 **留线**

刺手从针尾部旋转针具360°后，再回提针具。

4.2.5 **切摆**

由浅入深切开病变组织，呈线状切开2～4刀，然后选择性地行纵横切摆手法，以针下有松动感为度。

4.2.6 **穴位注射**

将预先准备的药物或者气体（如臭氧等）的注射器去除针头，连接至针尾，回抽无回血或者其他液体后，缓慢推注。

4.2.7 **退针**

操作完成后，缓慢退出针具，用无菌干棉球（签）按压针孔。

4.2.8 **术后**

用创可贴贴敷针眼，3～4小时后去掉。术后患者宜休息30分钟，密切关注其生命体征，如果出现异常情况，立即对症处理。

5 适应证和疗程

5.1 应根据病情选择适当的疗法。

5.2 每3次或者6次一个疗程，每次间隔时间可为1~2个星期至1个月。

6 注意事项

6.1 术前应签署知情同意书。

6.2 线体可干燥直接使用，亦可用适当的药液、生理盐水浸泡。

6.3 治疗过程应无菌操作，术后保持治疗部位干燥、清洁。

6.4 断针的预防和处理方法详见附录C。

6.5 晕针时立即停止操作，让患者平卧，饮用温开水、糖水或者生理盐水，按压人中、合谷、内关等穴，观察半小时以上。

6.6 术后线头不应露出体外，如果暴露体外，处理方法详见附录D。

6.7 术后应定期随访，术后反应的处理方法详见附录E。

6.8 有出血倾向的患者慎用埋线针刀疗法。

7 禁忌

7.1 应根据不同治疗部位选择适当的深度和角度，治疗的部位不应妨碍机体的正常功能和活动。应避免伤及内脏、脊髓、大血管和神经干，不应埋入关节腔内。

7.2 皮肤局部有皮肤病、炎症或溃疡、破损者。

7.3 有其他各种疾病导致皮肤和皮下组织吸收和修复功能障碍者。

7.4 凝血机制障碍，或有心、脑、肾衰竭者，或患有严重代谢性疾病者，或施术部位有重要血管、神经及重要脏器而施术时无法避开者。

7.5 孕妇的小腹部和腰骶部，以及其他一些忌用针灸的穴位。

7.6 患者精神紧张、大汗、劳累后或饥饿时。

附录A （资料性附录）：埋线针刀技术常用治疗点

各种慢性软组织损伤疾病，选取损伤部位相应肌肉、韧带、筋膜在骨面起止点的体表投影点；神经卡压综合征，选取卡压部位Tinel征阳性点旁开0.5cm处；脊柱相关疾病，选取相应脊柱棘突、棘间、两侧关节突关节囊及横突部位的体表投影点。

A.1　星状神经节点（手卡指压式星状神经节埋线术）（以左手为押手，右手为刺手为例）

A.1.1　**体位**

患者取仰卧位。

A.1.2　**定点**

术者押手拇指在体表投影处轻轻按压，以患者可耐受为度，触及颈动脉搏动时，把颈动脉控制在指腹下，将胸锁乳突肌、颈动脉鞘同时推向外侧，使之与气管分开，继续向下按压，触及明显的抵抗感时，感触指下抵抗感的位置，靠近头部为 C_6 横突前结节，靠近足部为 C_7 横突前结节，标记之，此为“进针点”（生手选择 C_6，熟手选择 C_7）。

A.1.3　**操作**

A.1.3.1　术前准备

患者仰卧位，医生立于患者右侧（操作左侧时，医生应立于患者头侧），在患者颈枕部放一薄枕，使头尽量后仰，以充分暴露操作区域，口微张开以减小颈前肌张力。术区常规消毒，戴无菌手套。

A.1.3.2　手卡

医生押手四指与拇指分开，四指紧靠于患者颈部，做卡颈状动作，以确保操作时押手的相对稳定。

A.1.3.3　指压

拇指在“进针点”处再次做“定点”的动作，以确保操作的准确性，然后保持初始状态，刺手持针，针尖触及“进针点”皮肤，押手拇指与针尖同时向下移动，并同时确认已经把颈动脉鞘处于押手外侧。

A.1.3.4　穿刺

继续向下移动，当到达 C_6 或者 C_7 横突前结节时，押手停止移动，刺手持针快速突破后立即停止；押手拇指轻轻抬起，幅度以不离开皮肤为度；

之后，进行下一步操作（注射、埋线或者松解），出针，按压片刻，创可贴贴敷即可。

A.1.4　**主治**

A.1.4.1　全身性疾患

自主神经功能紊乱、原发性高血压、低血压、甲状腺功能亢进、甲状腺功能减退、厌食症、过食症、体位性血压异常、失眠症、幻肢痛、断肢痛、糖尿病、多汗症、少汗症、多发性硬化、重症肌无力、带状疱疹、单纯性疱疹、眩晕、皮肤瘙痒、脂溢性皮炎、脑卒中后疼痛、传染性单核细胞增多症、慢性疲劳综合征、反射性交感神经萎缩症。

A. 1. 4. 2 口腔疾患

口内炎、舌炎、口唇炎、拔牙后疼痛、舌痛症、口内黏膜干燥症。

A. 1. 4. 3 眼部疾患

飞蚊症、视觉疲劳、视网膜血管闭塞、视网膜色素变性症、葡萄膜炎、视神经炎、囊样黄斑水肿、角膜溃疡、白内障、瞳孔紧张症、屈光不正。

A. 1. 4. 4 耳鼻喉科疾患

过敏性鼻炎、急慢性副鼻窦炎、梅尼埃病、良性发作性眩晕、扁桃体炎、突发性难听、分泌性中耳炎、鼻塞、耳鸣、咽喉部感觉异常症、嗅觉障碍。

A. 1. 4. 5 面部疾患

面神经麻痹、咀嚼肌综合征、颞下颌关节紊乱综合征。

A. 1. 4. 6 头部疾患

脑血栓、脑血管痉挛、脱发、头痛（包括偏头痛、紧张性头痛、群集性头痛、颞动脉炎性头痛）、脑梗死等。

A. 1. 4. 7 颈肩及上肢疾患

网球肘、腱鞘炎、颈椎病、关节炎、掌多汗症、冻伤、冻疮、甲沟炎、甲纵裂症、上肢血液循环障碍性疾病（如雷诺病、急性动脉闭塞症、颈肩臂综合征、外伤性颈部综合征、胸廓出口综合征、肩关节周围炎、术后浮肿、乳腺切除术后综合征）、腋臭。

A. 1. 4. 8 循环系统疾患

窦性心动过速、心肌梗死、心绞痛、心脏神经官能症。

A. 1. 4. 9 呼吸系统疾患

慢性支气管炎、哮喘、肺栓塞、肺水肿、过度换气综合征、支气管。

A. 1. 4. 10 消化系统疾患

胃炎、胃溃疡、便秘、腹泻、过敏性肠炎、溃疡性结肠炎、克罗恩病、消化性溃疡、痔疮等。

A. 1. 4. 11 妇产科疾患

痛经、更年期综合征、子宫切除后自主神经功能紊乱症、不孕症。

A. 1. 4. 12 泌尿科疾患

前列腺炎、神经性尿频、夜尿症、尿失禁、肾盂肾炎、IgA 肾病、游走肾、不育症。

A. 1. 4. 13 腰及下肢疾患

腰痛症、膝关节痛、足癣、肢端红痛症、鸡眼、冻伤及冻疮。

A.2　蝶腭神经节点（三点一线式蝶腭神经节埋线术）（以左手为押手，右手为刺手为例）

A.2.1　**体位**

患者取仰卧位、侧卧位或端坐位。

A.2.2　**定点**

进针点位于颧弓下缘与下颌骨冠突后缘交界处的体表投影点。拇指按在下颌骨乙状切迹内，指尖处即为进针点。

A.2.3　**操作**

常规消毒，并戴无菌手套。触摸同时，让患者头向对侧适当倾斜，并稍许向后仰，将神经节、进针点、术者视线三点连成一线，即可使进针点抬高至与蝶腭神经节位置等高，只需向前平行刺进，更易命中。刺手持针，针刺方向与额状面呈15°，与矢状面呈75°，与水平面呈15°，总的进针方向为前内上。快速突破皮肤缓慢探索进针，当到达蝶腭神经节时，可获得明显的针感：同侧目内眦下至口角有麻木、胀、重感；齿痛或放电样酸胀感；同侧面部产生剧烈电击感；鼻内有喷水样感；鼻腔紧缩感；鼻内吹风样感，上述针感可单独出现，亦可同时出现。

A.2.4　**主治**

鼻炎、咽炎、扁桃体炎、面瘫等。

A.3　颈动脉窦点（分筋拨脉式颈动脉窦埋线术）（以左手为押手，右手为刺手为例）

A.3.1　**体位**

患者取仰卧位。

A.3.2　**定点**

进针点平甲状软骨上缘，位于胸锁乳突肌前缘，颈动脉搏动处。

A.3.3　**操作**

A.3.3.1　术前准备

术区消毒，戴无菌手套，术者押手四指与拇指分开，四指紧靠于患者颈部，做卡颈状动作，以确保操作时押手的相对稳定。

A.3.3.2　分筋拨脉

押手拇指指腹感受颈动脉搏动，用指腹及指尖分开胸锁乳突肌，将颈动脉搏动控制于指腹外侧。

A.3.3.3　刺入

刺手持针，针尖触及皮肤，押手拇指与针尖同时向下移动，押手拇指触及颈动脉搏动，确认已经把颈动脉控制在指腹外侧；继续向下移动，当到达 C_4 横突前结节时稍作停顿后，押手拇指与针具同时向外侧轻微移动，确保针尖处于 C_4 横突前结节外侧，快速突破，针尖越过 C_4 横突前结节时，刺手停住，持针固定不动，押手拇指轻轻抬起，以不离开皮肤为度，旋转针体，回提针具，出针，按压片刻，创可贴贴敷即可。

A. 3. 4　**主治**

可治疗高血压等循环系统疾病。

A. 4　迷走神经点（推寰循经式迷走神经埋线术）

A. 4. 1　**体位**

患者取仰卧位。

A. 4. 2　**定点**

进针点位于乳突尖下方、寰椎横突前缘处。

A. 4. 3　**操作**

以穿刺右侧为例，施术者立于患者右侧，左手四指握于患者项部，左手拇指紧压寰椎横突尖，右手持埋线针刀，刃口线与人体纵轴平行，针体与冠状面平行，快速突破皮肤，向前方调整针尾，使针体与冠状面成15°夹角，与矢状面成75°夹角，缓慢推进约5～7mm，旋转埋线针刀，留线，缓慢出针，按压针孔片刻。

A. 4. 4　**主治**

主治消化系统、呼吸系统、泌尿系统、生殖系统、内分泌系统、免疫系统、神经系统和循环系统的疾病，如甲状腺功能异常、冠心病、高血压、心律失常、慢性胃炎、结肠炎等胃肠道功能紊乱，2 型糖尿病、癫痫、抑郁症、性功能障碍等。

A. 5　枕五针

A. 5. 1　**定点**

项中点：头后正中线上，枕外隆突正中向下 2. 0 ±0. 5cm 处。

项 A 点：枕外隆突正中向下 2. 0 ±0. 5cm，旁开 2. 0 ±0. 5cm 处，左右各一点。

项 B 点：枕外隆突正中向下 2. 0 ±0. 5cm，旁开 4. 0 ±0. 5cm 处，左右各一点。

A. 5. 2　**简便取点**

枕外隆凸与乳突的弧形连线即上项线，向下平移 2. 5 ±0. 5cm 即为下项线，将一侧的上下项线形成的区域分三等份，中内 1/3 点即为项 A 点，中外 1/3 点即为项 B 点。项 A 点及项 B 点左右各一点。枕五针均应在上项线和下项线之间的区域内。

A. 5. 3　**主治**

枕五针埋线主治头晕、头痛等。

A.6 椎五针

A.6.1 **定点**

项A点：同上。

枢中点：枢椎棘突中间一点。

枢外点：枢椎棘突左右各一点。

A.6.2 **主治**

椎五针埋线主治椎动脉型颈椎病及交感神经型颈椎病等。

A.7 项五针

A.7.1 **定点**

项中点：同上。

枢外点：枢椎棘突左右各一点。

肩胛点：肩胛骨内上角左右各一。

A.7.2 **主治**

项五针埋线主治颈型颈椎病、项韧带钙化及肩胛提肌损伤等。

A.8 颈五针

A.8.1 **定点**

颈中点：后正中线第四、第五颈椎棘突之间一点。

关节柱点：第四、第五颈椎棘突旁开2cm各一点。

A.8.2 **主治**

颈五针埋线主治神经根型颈椎病等。

A.9 冈五针＋峰一针＋喙一针

A.9.1 **定点**

冈上肌点：位于冈上窝内阳性点处，相当于秉风穴处，故也称秉风点。

冈下肌点：位于冈下窝内阳性点处，相当于天宗穴处，故也称天宗点。

大圆肌点：位于肩胛骨外侧缘大圆肌阳性点处。

小圆肌点：位于肩胛骨外侧缘小圆肌阳性点处。

巨骨点：位于肩胛冈与锁骨肩峰端之间凹陷处，相当于巨骨穴处。

肩峰点：位于肩峰最外侧端与肱骨大结节之间的缝隙，其深层为肩峰下滑囊。

喙突点：位于喙突之阳性点处。

A.9.2 **主治**

此组合埋线治疗肩周炎、冈上肌损伤、冈下肌损伤、大圆肌损伤、小圆肌损伤、肩胛上神经卡压综合征、肩峰下滑囊炎等。

A.10 菱五针

A.10.1 定点

大椎点：第七颈椎棘突和第一胸椎棘突间的中点凹陷中。

小菱点：第六、七颈椎棘突两侧阳性点，左右各一点。

大菱点：第一至四胸椎棘两侧阳性点，左右各一点。

A.10.2 主治

菱五针埋线治疗菱形肌损伤、背肌筋膜炎等。

A.11 突五针

A.11.1 定点

腰中点：正中线上，在病变腰椎间盘棘突之间一点，或者阳性点。

关节突关节点：病变腰椎间盘上下棘突旁开2.5～3cm点（或阳性点），共四点。

A.11.2 主治

突五针埋线主治腰椎间盘突出症等。

A.12 损五针

A.12.1 定点

腰中点：同上。

横突点：腰椎横突尖端压痛最明显处，共四点。多见于第三以及第五腰椎横突。

A.12.2 主治

损五针埋线治疗腰肌劳损、腰三横突综合征、髂腰韧带损伤等。

A.13 臀五针

A.13.1 定点

髂前点：髂前上棘后缘约2cm附近的阳性点。

臀上点：髂前上棘与髂后上棘之间的髂嵴上缘下方约3cm附近的阳性点。

臀中点：髂前、髂后上棘连线的中点附近的阳性点。

环跳点：在股外侧部，侧卧屈股，股骨大转子最凸点与骶管裂孔连线的外1/3与中1/3交点附近处的阳性点。

转子上点：股骨大转子尖的上方凹陷中的阳性点（转子尖上2～3cm处）。

A.13.2 主治

臀五针埋线主治臀上皮神经卡压综合征、臀中肌损伤、梨状肌综合征、膝骨关节炎、坐骨神经痛等。

A. 14　膝五针

A. 14. 1　**定点**

血海点：屈膝，在大腿内侧，髌底内侧端上 3. 5 ±0. 5cm，当股四头肌内侧头的隆起处。

梁丘点：屈膝，在大腿前面，当髂前上棘与髌底外侧端的连线上，髌底上3. 5 ±0. 5cm。

内膝眼点：屈膝，在髌骨与髌韧带内侧凹陷处。

外膝眼点：屈膝，在髌骨与髌韧带外侧凹陷处。

阳陵泉点：在小腿外侧，当腓骨头前下方凹陷处。即皮下为腓骨长肌、趾长伸肌。

A. 14. 2　**主治**

膝五针埋线主治膝骨关节炎、膝痛症等。

A. 15　肘五针

A. 15. 1　**定点**

外上髁点：肱骨外上髁处的阳性点。

内上髁点：肱骨内上髁处的阳性点。

旋前圆肌点：旋前圆肌走行处的阳性点。

鹰嘴点：尺骨鹰嘴处的阳性点。

肘管点：肱骨内上髁后方及尺骨鹰嘴间（尺神经沟）的内侧缘。

A. 15. 2　**主治**

肘五针埋线主治肱骨外上髁炎、肱骨内上髁炎、旋前圆肌综合征、尺骨鹰嘴滑囊炎及肘尺管综合征等。

A. 16　腘五针

A. 16. 1　**定点**

腓内点：腓肠肌内侧头起点处的阳性点。

腓外点：腓肠肌外侧头、跖肌起点处的阳性点。

腘肌点：腘肌起止点之间的阳性点。

腓骨头点：比目鱼肌起点或者股二头肌止点或者膝外侧副韧带处的阳性点。

鹅足点：缝匠肌、股薄肌、半膜肌、半腱肌止点、膝内侧副韧带处的阳性点。

A. 16. 2　**主治**

腘五针埋线主治膝骨关节炎、膝痛症等。

A. 17　足五针

A. 17. 1　**定点**

内踝后上点、内踝后下点：内踝后缘的上下 2 点（相距约 1cm）。跖管内神经等各内容物为后上、前下斜线方向走行，与小腿纵轴线前下方约呈30°角，即在胫后动脉搏动的前上部。

跗骨窦口点：外踝前下方凹陷中，相当于丘墟穴，穿刺针可到达其内踝下缘处的照海穴。

足底内侧点、足底外侧点：作足内踝及外踝的垂线，并在足底连线，把足底的线段平均分成3等分，内侧的等分点为足底内侧点，外侧的等分点为足底外侧点。

A. 17. 2 主治

足五针埋线主治跖管综合征、跗骨窦高压综合征、跟骨骨刺等。

A. 18 掌五针

A. 18. 1 定点

腕近点：掌长肌腱尺侧缘掌指端延长线上，距离远端腕横纹0. 5cm处。

腕远点：掌长肌腱尺侧缘掌指端延长线上，距离远端腕横纹1. 5cm处。

列缺点：桡骨茎突最高点或者阳性点。

拇指点：拇掌指横纹近侧缘凹陷处（骨沟）阳性点。

四指点：掌指关节掌侧阳性点。

A. 18. 2 主治

掌五针埋线主治腕管综合征、桡骨茎突狭窄性腱鞘炎等。

A. 19 股五针

A. 19. 1 定点

转子上点：股骨大转子尖的上方凹陷中的阳性点（转子尖上2～3cm处）。

转子前点：腹股沟韧带中点（股动脉搏动处）垂直向下2～3cm，再平行向外2～3cm处。

转子后点：髂后下棘与股骨大转子最外侧点连线的中外1/3点处。

小转子点：股骨小转子处。

耻长薄短大点：耻骨支下方和坐骨支前方之内收肌附着处的阳性点。

A. 19. 2 主治

股五针埋线主治股骨头坏死等。

A. 20 强五针

A. 20. 1 定点

星状神经节点：第六颈椎横突前结节略下方处。

迷走神经点：乳突尖下方、寰椎横突前缘处。

脊中点：脊椎棘突之间点。

关节突点：脊椎关节突关节点，后正中线旁开 2.5 ~ 3cm 点（或阳性点）。

横突点：脊椎横突尖点以及脊椎横突之间阳性点。

A. 20. 2 **主治**

强五针埋线主治强直性脊柱炎等。

A. 21 湿五针

A. 21. 1 **定点**

星状神经节点：第六颈椎横突前结节略下方处。

迷走神经点：乳突尖下方、寰椎横突前缘处。

膈俞点：第七胸椎棘突下旁开 1.5 寸。

脾俞点：第十一胸椎棘突下旁开 1.5 寸。

肾俞点：第二腰椎棘突下旁开 1.5 寸。

A. 21. 2 **主治**

湿五针埋线主治类风湿性关节炎等。

A. 22 疱五针

A. 22. 1 **定点**

星状神经节点：第六颈椎横突前结节略下方处。

夹脊穴点：脊柱各椎棘突下两侧，后正中线旁开 0.5 寸。

脾俞点：第十一胸椎棘突下旁开 1.5 寸。

肾俞点：第二腰椎棘突下旁开 1.5 寸。

天应穴点：疱疹局部。

A. 22. 2 **主治**

疱五针埋线主治带状疱疹等。

A. 23 齿五针

A. 23. 1 **定点**

蝶腭神经节点：颧弓下缘、下颌骨乙状切迹内、髁突与冠突之间略下方 1 ~ 2cm 处。

颊车点：下颌角前上方，耳下大约一横指处，咀嚼时肌肉隆起时出现的凹陷处。

合谷点：在手背第一、第二掌骨间，当第二掌骨桡侧的中点处。

太冲点：位于足背侧，第一、第二跖骨结合部之前凹陷处。

牙痛点：耳垂正前方正中间处，在耳前下颌骨外缘凹陷处。

A. 23. 2 **主治**

齿五针埋线主治各类牙痛等。

A.24 胃五针

A.24.1 定点

星状神经节点：第六颈椎横突前结节略下方处。

迷走神经点：乳突尖下方、寰椎横突前缘处。

足三里点：在小腿前外侧，当犊鼻下 3 寸，距胫骨前缘一横指（中指）。

内关点：当曲泽与大陵的连线上，腕横纹上 2 寸，掌长肌腱与桡侧腕屈肌腱之间。

胃俞点：第十二胸椎棘突下旁开 1.5 寸。

A.24.2 主治

胃五针埋线主治胃痛等。

A.25 腹五针

A.25.1 定点

星状神经节点：第六颈椎横突前结节略下方处。

迷走神经点：乳突尖下方、寰椎横突前缘处。

公孙点：足内侧缘，当第一跖骨基底部的前下方。

脾俞点：第十一胸椎棘突下旁开 1.5 寸。

足三里点：在小腿前外侧，当犊鼻穴下 3 寸，距胫骨前缘一横指（中指）。

A.25.2 主治

腹五针埋线主治腹痛等。

A.26 经五针

A.26.1 定点

星状神经节点：第六颈椎横突前结节略下方处。

迷走神经点：乳突尖下方、寰椎横突前缘处。

次髎点：在髂后上棘与后正中线之间，适对第二骶后孔。

十七椎下点：在腰部，当后正中线上，第五腰椎棘突下，俯卧取之。

三阴交点：在小腿内侧，当足内踝尖上 3 寸，胫骨内侧缘后方。

A.26.2 主治

经五针埋线主治月经不调、痛经等。

A.27 痛风五针

A.27.1 定点

星状神经节点：第六颈椎横突前结节略下方处。

迷走神经点：乳突尖下方、寰椎横突前缘处。

脾俞点：第十一胸椎棘突下旁开 1.5 寸。

肾俞点：第二腰椎棘突下旁开1.5寸。

丰隆点：位于小腿前外侧，外踝尖上8寸，胫骨前缘外二横指（中指）处。内与条口相平，当外膝眼（犊鼻）与外踝尖连线的中点。

A.27.2　**主治**

痛风五针埋线主治痛风等。

A.28　**压五针**

A.28.1　**定点**

颈动脉窦点：甲状软骨上缘，第四颈椎横突前结节，相当于人迎穴。

降压点：第六、第七颈椎棘突之间旁开2寸。

曲池点：屈肘成直角，肘横纹桡侧端与肱骨外上髁连线的中点。

太冲点：位于足背侧，第一、第二跖骨结合部之前凹陷处。

足三里点：在小腿前外侧，当犊鼻下3寸，距胫骨前缘一横指（中指）。

A.28.2　**主治**

压五针埋线主治高血压等。

A.29　**脂五针**

A.29.1　**定点**

星状神经节点：第六颈椎横突前结节略下方处。

丰隆点：位于小腿前外侧，外踝尖上8寸，胫骨前缘外二横指（中指）处。内与条口相平，当外膝眼（犊鼻）与外踝尖连线的中点。

足三里点：在小腿前外侧，当犊鼻下3寸，距胫骨前缘一横指（中指）。

三阴交点：在小腿内侧，当足内踝尖上3寸，胫骨内侧缘后方。

内关点：当曲泽与大陵的连线上，腕横纹上2寸，掌长肌腱与桡侧腕屈肌腱之间。

A.29.2　**主治**

脂五针埋线主治高脂血症等。

A.30　**糖五针**

A.30.1　**定点**

星状神经节点：第六颈椎横突前结节略下方处。

胰俞点：第八胸椎棘突下旁开1.5寸。

地机点：小腿内侧，当内踝尖与阴陵泉穴的连线上，阴陵泉穴下3寸

关元点：在下腹部，前正中线上，当脐下3寸。

内关上点：当曲泽与大陵的连线上，腕横纹上4寸，掌长肌腱与桡侧腕屈肌腱之间。

A. 30. 2 **主治**

糖五针埋线主治糖尿病等。

A. 31 风五针

A. 31. 1 **定点**

星状神经节点：第六颈椎横突前结节略下方处。

颈动脉窦点：甲状软骨上缘，第四颈椎横突前结节，相当于人迎穴。

丰隆点：位于小腿前外侧，外踝尖上 8 寸，胫骨前缘外二横指（中指）处。内与条口相平，当外膝眼（犊鼻）与外踝尖连线的中点。

内关点：当曲泽与大陵的连线上，腕横纹上 2 寸，掌长肌腱与桡侧腕屈肌腱之间。

三焦俞点：第一腰椎棘突下旁开 1. 5 寸。

A. 31. 2 **主治**

风五针埋线主治中风等。

A. 32 胖五针

A. 32. 1 **定点**

星状神经节点：第六颈椎横突前结节略下方处。

迷走神经点：乳突尖下方、寰椎横突前缘处。

丰隆点：位于小腿前外侧，外踝尖上 8 寸，胫骨前缘外二横指（中指）处。内与条口相平，当外膝眼（犊鼻）与外踝尖连线的中点。

足三里点：在小腿前外侧，当犊鼻下 3 寸，距胫骨前缘一横指（中指）。

内关点：当曲泽与大陵的连线上，腕横纹上 2 寸，掌长肌腱与桡侧腕屈肌腱之间。

A. 32. 2 **主治**

胖五针埋线主治肥胖症等。

A. 33 眠五针

A. 33. 1 **定点**

星状神经节点：第六颈椎横突前结节略下方处。

安眠点：位于项部，当翳风穴和风池穴连线的中点。

内关点：当曲泽与大陵的连线上，腕横纹上 2 寸，掌长肌腱与桡侧腕屈肌腱之间。

心俞点：第五胸椎棘突下旁开 1. 5 寸。

三阴交点：在小腿内侧，当足内踝尖上 3 寸，胫骨内侧缘后方。

A. 33. 2 **主治**

眠五针埋线主治失眠等。

A. 34　喘五针

A. 34. 1　定点

星状神经节点：第六颈椎横突前结节略下方处。

膻中点：前正中线，平第四肋间，两乳头连线的中点。

定喘点：俯卧位或正坐低头，第七颈椎棘突下，旁开0.5寸处。

肺俞点：第三胸椎棘突下旁开1.5寸。

肾俞点：第二腰椎棘突下旁开1.5寸。

A. 34. 2　主治

喘五针埋线主治哮喘等。

A. 35　癣五针

A. 35. 1　定点

星状神经节点：第六颈椎横突前结节略下方处。

迷走神经点：乳突尖下方、寰椎横突前缘处。

膈俞点：第七胸椎棘突下旁开1.5寸。

肺俞点：第三胸椎棘突下旁开1.5寸。

风市前点：风市穴前3寸。

A. 35. 2　主治

癣五针埋线主治牛皮癣等。

A. 36　荨五针

A. 36. 1　定点

星状神经节点：第六颈椎横突前结节略下方处。

迷走神经点：乳突尖下方、寰椎横突前缘处。

风门点：第二胸椎棘突下旁开1.5寸。

风市点：在大腿外侧部的中线上，当腘横纹上7寸，或直立垂手时，中指尖处。

风市前点：风市穴前3寸。

A. 36. 2　主治

荨五针埋线主治荨麻疹等。

A. 37　痘五针

A. 37. 1　定点

星状神经节点：第六颈椎横突前结节略下方处。

蝶腭神经节点：颧弓下缘、下颌骨乙状切迹内、髁突与冠突之间略下方1～2cm处。

痤疮点：第七颈椎棘突下凹陷处。

肺俞点：第三胸椎棘突下旁开1.5寸。

血海点：在股前区，髌底内侧端上2寸，股内侧肌隆起处。

A.37.2 **主治**

痘五针埋线主治痤疮等。

A.38 疹五针

A.38.1 **定点**

星状神经节点：第六颈椎横突前结节略下方处。

迷走神经点：乳突尖下方、寰椎横突前缘处。

血海点：在股前区，髌底内侧端上2寸，股内侧肌隆起处。

丰隆点：位于小腿前外侧，外踝尖上8寸，胫骨前缘外二横指（中指）处。内与条口相平，当外膝眼（犊鼻）与外踝尖连线的中点。

风市前点：风市穴前3寸。

A.38.2 **主治**

疹五针埋线主治湿疹等。

A.39 褐五针

A.39.1 **定点**

星状神经节点：第六颈椎横突前结节略下方处。

蝶腭神经节点：颧弓下缘、下颌骨乙状切迹内、髁突与冠突之间略下方1~2cm处。

迷走神经点：乳突尖下方、寰椎横突前缘处。

肾俞点：第二腰椎棘突下旁开1.5寸。

太冲点：位于足背侧，第一、第二跖骨结合部之前凹陷处。

A.39.2 **主治**

黄褐斑等。

A.40 鼻五针

A.40.1 **定点**

蝶腭神经节点：颧弓下缘、下颌骨乙状切迹内、髁突与冠突之间略下方1~2cm处。

星状神经节点：第六颈椎横突前结节略下方处。

印堂点：在人体前额部，当两眉头间连线与前正中线之交点处。仰靠或仰卧位取穴。

迎香点：鼻翼外缘中点旁，当鼻唇沟中。

肺俞点：第三胸椎棘突下旁开1.5寸。

A.40.2　**主治**

鼻五针埋线主治鼻炎等。

A.41　咽五针

A.41.1　**定点**

蝶腭神经节点：颧弓下缘、下颌骨乙状切迹内、髁突与冠突之间略下方1～2cm处。

星状神经节点：第六颈椎横突前结节略下方处。

廉泉点：颈部，当前正中线上，结喉上方，舌骨上缘凹陷处。

天突点：当前正中线上，胸骨上窝中央。

少商点：在拇指桡侧指甲角旁0.1寸。（点刺放血）

A.41.2　**主治**

咽五针埋线主治咽炎等。

A.42　咳五针

A.42.1　**定点**

星状神经节点：第六颈椎横突前结节略下方处。

肺俞点：第三胸椎棘突下旁开1.5寸。

天突点：当前正中线上，胸骨上窝中央。

膻中点：前正中线，平第四肋间，两乳头连线的中点。

八华点：在背部，以不易伸缩的绳子，取两乳间3/4的长度，后作一等边三角形，照样剪成等边三角形的纸片，将其一角置于大椎穴上，使其两下角同等高，两下角处为穴；再将此三角形纸片之一角置于上述两下角的中央，则其下端两角亦是穴。照样依次再量两次，共计在脊柱两侧得八穴，即八华点。

A.42.2　**主治**

咳五针埋线主治慢性支气管炎等。

A.43　挛五针

A.43.1　**定点**

蝶腭神经节点：颧弓下缘、下颌骨乙状切迹内、髁突与冠突之间略下方1～2cm处。

星状神经节点：第六颈椎横突前结节略下方处。

翳风点：在颈部，耳垂后方，乳突下端前方凹陷中。

颊车点：下颌角前上方，耳下大约一横指处，咀嚼时肌肉隆起时出现的凹陷处。

扳机点：面肌痉挛发作时的激发点。

A.43.2 主治

面肌痉挛等。

A.44 痹五针

A.44.1 定点

蝶腭神经节点：颧弓下缘、下颌骨乙状切迹内、髁突与冠突之间略下方1～2cm处。

星状神经节点：第六颈椎横突前结节略下方处。

翳风点：在颈部，耳垂后方，乳突下端前方凹陷中。

颊车点：下颌角前上方，耳下大约一横指处，咀嚼时肌肉隆起时出现的凹陷处。

合谷点：在手背第一、第二掌骨间，当第二掌骨桡侧的中点处。

A.44.2 主治

痹五针埋线主治面神经麻痹等。

A.45 癫五针

A.45.1 定点

迷走神经点：乳突尖下方、寰椎横突前缘处。

星状神经节点：第六颈椎横突前结节略下方处。

癫痫点：背部正中线，第一胸椎棘突与尾骨端连线的中点，相当于第九或者第十一胸椎棘突尖处。

鸠尾点：位于脐上七寸，剑突下0.5寸。

丰隆点：位于小腿前外侧，外踝尖上8寸，胫骨前缘外二横指（中指）处。内与条口相平，当外膝眼（犊鼻）与外踝尖连线的中点。

A.45.2 主治

癫五针埋线主治癫痫等。

A.46 眩五针

A.46.1 定点

星状神经节点：第六颈椎横突前结节略下方处。

定晕点：风池穴上1寸。

内关点：当曲泽与大陵的连线上，腕横纹上2寸，掌长肌腱与桡侧腕屈肌腱之间。

肝俞点：第九胸椎棘突下旁开1.5寸。

丰隆点：位于小腿前外侧，外踝尖上8寸，胫骨前缘外二横指（中指）处。内与条口相平，当外膝眼（犊鼻）与外踝尖连线的中点。

A. 46. 2　**主治**

眩五针埋线主治眩晕等。

A. 47　郁五针

A. 47. 1　**定点**

迷走神经点：乳突尖下方、寰椎横突前缘处。

星状神经节点：第六颈椎横突前结节略下方处。

膻中点：前正中线，平第四肋间，两乳头连线的中点。

太冲点：位于足背侧，第一、第二跖骨结合部之前凹陷处。

内关点：当曲泽与大陵的连线上，腕横纹上 2 寸，掌长肌腱与桡侧腕屈肌腱之间。

A. 47. 2　**主治**

郁五针埋线主治抑郁症等。

A. 48　性五针

A. 48. 1　**定点**

迷走神经点：乳突尖下方、寰椎横突前缘处。

星状神经节点：第六颈椎横突前结节略下方处。

次髎点：在髂后上棘与后正中线之间，适对第二骶后孔。

举阳点：秩边与环跳连线中点（约当梨状肌下口处）。

阳痿点：肾俞上 2. 5 寸，后正中线旁开 1 寸。

A. 48. 2　**主治**

性五针埋线主治性功能障碍等。

A. 49　劳五针

A. 49. 1　**定点**

迷走神经点：乳突尖下方、寰椎横突前缘处。

星状神经节点：第六颈椎横突前结节略下方处。

足三里点：在小腿前外侧，当犊鼻下 3 寸，距胫骨前缘一横指（中指）。

脾俞点：第十一胸椎棘突下旁开 1. 5 寸。

肾俞点：第二腰椎棘突下旁开 1. 5 寸。

A. 49. 2　**主治**

劳五针埋线主治慢性疲劳综合征等。

A. 50　更五针

A. 50. 1　**定点**

迷走神经点：乳突尖下方、寰椎横突前缘处。

星状神经节点：第六颈椎横突前结节略下方处。

次髎点：在髂后上棘与后正中线之间，适对第二骶后孔。

内关点：当曲泽与大陵的连线上，腕横纹上 2 寸，掌长肌腱与桡侧腕屈肌腱之间。

肾俞点：第二腰椎棘突下旁开 1.5 寸。

A.50.2　**主治**

更五针埋线主治更年期综合征等。

A.51　列五针

A.51.1　**定点**

迷走神经点：乳突尖下方、寰椎横突前缘处。

星状神经节点：第六颈椎横突前结节略下方处。

会阴点：阴囊根部与肛门连线的中点。

中极点：在下腹部，前正中线上，当脐中下 4 寸。

次髎点：在髂后上棘与后正中线之间，适对第二骶后孔。

A.51.2　**主治**

列五针埋线主治前列腺疾病等。

A.52　养五针

A.52.1　**定点**

迷走神经点：乳突尖下方、寰椎横突前缘处。

星状神经节点：第六颈椎横突前结节略下方处。

足三里点：在小腿前外侧，当犊鼻下 3 寸，距胫骨前缘一横指（中指）。

三阴交点：在小腿内侧，当足内踝尖上 3 寸，胫骨内侧缘后方。

肾俞点：第二腰椎棘突下旁开 1.5 寸。

A.52.1　**主治**

养五针埋线有养生保健等功效。

A.53　泻五针

A.53.1　**定点**

星状神经节点：第六颈椎横突前结节略下方处。

天枢点：腹部，肚脐旁开 2 寸。

曲池点：屈肘成直角，肘横纹桡侧端与肱骨外上髁连线的中点。

足三里点：在小腿前外侧，当犊鼻下 3 寸，距胫骨前缘一横指（中指）。

上巨虚点：在小腿前外侧，当犊鼻下 6 寸，距胫骨前缘一横指（中指）。

A.53.2　**主治**

泻五针埋线主治腹泻等。

A. 54　痔五针

A. 54. 1　**定点**

星状神经节点：第六颈椎横突前结节略下方处。

二白点：在前臂区，腕掌侧远端横纹上 4 寸，桡侧腕屈肌腱的两侧。

足三里点：在小腿前外侧，当犊鼻下 3 寸，距胫骨前缘一横指（中指）。

上巨虚点：在小腿前外侧，当犊鼻下 6 寸，距胫骨前缘一横指（中指）。

承山点：在小腿后区，腓肠肌两肌腹与肌腱交角处。

A. 54. 2　**主治**

痔五针埋线主治内痔、外痔、混合痔等。

附录 B　（规范性附录）：局部浸润麻醉方法

B. 1　常用药物

0. 25% ~0. 5%盐酸利多卡因注射液，50mg ~300mg。

B. 2　方法

在拟操作的部位皮内注药形成一皮丘。

如需扩大范围，则再从皮丘边缘进针注药形成第二个皮丘，最终形成一连串皮丘带。

故局麻药只有第一针刺入时才有痛感，此即为“一针技术”。

必要时作分层注射，即由皮丘按解剖层次向四周及深部扩大浸润范围。

每次注药前应回抽注射器，以免注入血管内。

附录 C　（规范性附录）：断针的预防及处理方法

C. 1　施术者应冷静、嘱患者不要恐惧，保持原有体位，防止埋线针刀残端向机体深层陷入。

C. 2　若皮肤外尚有埋线针体残端，可用镊子钳出，若埋线针刀残端与皮肤齐平或稍低，但仍能看到残端时，可用拇、食两指按压埋线针刀两边的皮肤，使之下陷，使埋线针刀残端露出皮肤，再用镊子钳出。

C. 3　埋线针刀残端完全没入皮肤表面，若残端是坚硬的骨面，可用力下压埋线针刀两侧的皮肤，借骨面将残端顶出皮肤；若残端是软组织，可捏住该部肌肉，将残端向上托出。

C. 4 若断端很短，埋入人体深部，体表无法触及，应采用外科手术方法取出。手术宜就地进行，不宜进行搬动移位。必要时，可借助 X 线定位。

附录 D （规范性附录）：埋线针刀后线头暴露体外的处理

D. 1 可将线头抽出重新操作。

D. 2 如果线头暴露较短，可用拇指、食指指腹提捏施术部位组织，使线头进入机体体内；若线头暴露较长，可用持针器将暴露的线头用剪刀紧贴皮肤剪断暴露的部分。

附录 E （规范性附录）：埋线针刀术后反应的处理

E. 1 在术后 1 ~ 5 天内，由于损伤及线的刺激，埋线针刀局部出现红、肿、热、痛等无菌性炎症反应，少数病人反应较重，伤口处有少量渗出液，此为正常现象，一般不需要处理。若渗液较多，可按疖肿化脓处理，进行局部的排脓、消毒、换药，直至愈合。

E. 2 局部出现血肿一般先予以冷敷止血，再行热敷消瘀。

E. 3 少数病人可有全身反应，表现为埋线后 4 ~ 24 小时内体温上升，一般约在 38℃左右，局部无感染现象，持续 2 ~ 4 天后体温可恢复正常。如出现高热不退，应酌情给予消炎、退热药物治疗。

E. 4 由于埋线针刀疗法间隔较长，宜对埋线针刀患者进行不定期随访，了解患者埋线针刀后的反应，及时给出处理方案。

E. 5 如病人对线过敏，治疗后出现局部红肿、瘙痒、发热等反应较为严重，甚至切口处脂肪液化，线体溢出，应适当作抗过敏处理，必要时切开取线。

相关情况说明

本操作规范编制单位为中国中医药研究促进会埋线分会、兰州大学第一医院东岗院区、甘肃中医药大学、复旦大学附属华山医院、福建中医药大学附属人民医院、新疆医科大学第一附属医院、陕西中医药大学、成都中医药大学等。

本操作规范的目的是，为改变我国在中医针灸标准化领域的严重落后局面，保持和发扬特色针灸技术——埋线针刀疗法的优势和领先地位，通过严格界定埋线针刀疗法的术语和定义，科学规范其操作步骤与要求、操作方法，对埋线针刀疗法的适应证、不良反应及处理、应用注意事项与禁忌等进行严格的临床论证，率先研究制定埋线针刀疗法技术的操作规范，指导临床医生掌握埋线针刀治疗的科学规律和规范技术，进一步提高埋线针刀疗法的临床疗效，促进埋线针刀疗法的临床推广，为针灸特别是埋线针刀疗法的标准化、规范化和现代化发挥积极的促进和推动作用。

本规范参照的相关内容参照了《针灸技术操作规范　第10部分　穴位埋线（GB/T21709.10—2008)》《针刀基本技术操作规范（ZJ/T D001—2014)》，并将其作为操作规范文本的相关内容；参照了《穴位埋线疗法》《埋线针刀百问百答》《星状神经节埋线治百病》《埋线针刀在治疗学》的相关内容，并将其作为操作规范文本的资料性和规范性附录；参照了中国中医药出版社出版的“甘肃省针灸学会标准《埋线针刀技术操作规范》”的相关内容，并在此基础上进行了补充和完善。

在国内外率先研制埋线针刀技术操作规范，积极进行适宜技术的推广和总结，以抢占埋线针刀疗法操作行业标准、国家标准乃至国际标准的制高点，为未来我国针灸特色疗法——埋线针刀技术的规范化、现代化开拓一条规范、有序的发展之路，将极大地有利于保持针灸医学的传统特色，保持和加强我国在埋线针刀疗法领域的优势和领先地位。

参考文献

[1] 杨才德.《埋线针刀技术操作规范》（甘肃省针灸学会标准）[M]. 北京：中国中医药出版社，2018：6.

[2] 鲁作晶，杨才德. 技术操作规范是埋线针刀疗法的有效保障 [J]. 中国中医药现代远程教育，2019，17（4）：97－99.

[3] 陶磊，杨才德. 杨五针是穴位埋线疗法的新处方 [J]. 中国中医药现代远程教育，2019，17（6）：78－80.

附录二　中医医术确有专长人员医师资格考核注册管理暂行办法

中华人民共和国卫生和计划生育委员会令　第15号

《中医医术确有专长人员医师资格考核注册管理暂行办法》已于2017年7月31日经国家卫生计生委委主任会议讨论通过，现予公布，自2017年12月20日起施行。

主任　李斌

2017年11月10日

中医医术确有专长人员医师资格考核注册管理暂行办法

第一章　总　　则

第一条　为做好中医医术确有专长人员医师资格考核注册管理工作，根据《中华人民共和国中医药法》有关规定，制定本办法。

第二条　以师承方式学习中医或者经多年实践，医术确有专长的人员参加医师资格考核和执业注册，适用本办法。

第三条　国家中医药管理局负责全国中医医术确有专长人员医师资格考核及执业工作的管理。

省级中医药主管部门组织本省、自治区、直辖市中医医术确有专长人员医师资格考核；负责本行政区域内取得医师资格的中医医术确有专长人员执业管理。

省级中医药主管部门应当根据本办法制定本省、自治区、直辖市中医医术确有专长人员医师资格考核注册管理实施细则。

设区的市和县级中医药主管部门负责本行政区域内中医医术确有专长人员医师资格考核组织申报、初审及复审工作，负责本行政区域内取得医师资格的中医医术确有专长人员执业日常管理。

第二章 考核申请

第四条 以师承方式学习中医或者经多年实践，医术确有专长的人员，可以申请参加中医医术确有专长人员医师资格考核。

第五条 以师承方式学习中医的，申请参加医师资格考核应当同时具备下列条件：

（一）连续跟师学习中医满五年，对某些病证的诊疗，方法独特、技术安全、疗效明显，经指导老师评议合格；

（二）由至少两名中医类别执业医师推荐，推荐医师不包括其指导老师。

第六条 经多年中医医术实践的，申请参加医师资格考核应当同时具备下列条件：

（一）具有医术渊源，在中医医师指导下从事中医医术实践活动满五年或者《中华人民共和国中医药法》施行前已经从事中医医术实践活动满五年的；

（二）对某些病证的诊疗，方法独特、技术安全、疗效明显，并得到患者的认可；

（三）由至少两名中医类别执业医师推荐。

第七条 推荐医师应当为被推荐者长期临床实践所在省、自治区、直辖市相关专业中医类别执业医师。

第八条 以师承方式学习中医的，其指导老师应当具有中医类别执业医师资格，从事中医临床工作十五年以上或者具有中医类副主任医师以上专业技术职务任职资格。指导老师同时带徒不超过四名。

第九条 符合本办法第五条或者第六条规定的人员，可以向其长期临床实践所在地县级中医药主管部门提出考核申请。

第十条 申请参加中医医术确有专长人员医师资格考核的，应当提交以下材料：

（一）国家中医药管理局统一式样的《中医医术确有专长人员医师资格考核申请表》；

（二）本人有效身份证明；

（三）中医医术专长综述，包括医术的基本内容及特点描述、适应证或者适用范围、安全性及有效性的说明等，以及能够证明医术专长确有疗效的相关资料；

（四）至少两名中医类别执业医师的推荐材料；

（五）以师承方式学习中医的，还应当提供跟师学习合同，学习笔记、临床实践记录等连续跟师学习中医满五年的证明材料，以及指导老师出具的跟师学习情况书面评价意见、出师结论；经多年中医医术实践的，还应当提供医术渊源的相关证明材料，以及长期临床实践所在地县级以上中医药主管部门或者所在居委会、村委会出具的从事中医医术实践活动满五年证明，或者至少十名患者的推荐证明。

第十一条 县级中医药主管部门和设区的市级中医药主管部门分别对申请者提交

的材料进行初审和复审，复审合格后报省级中医药主管部门。省级中医药主管部门对报送材料进行审核确认，对符合考核条件的人员、指导老师和推荐医师信息应当予以公示。申请者在临床实践中存在医疗纠纷且造成严重后果的，取消其报名资格。

第三章　考核发证

第十二条　中医医术确有专长人员医师资格考核实行专家评议方式，通过现场陈述问答、回顾性中医医术实践资料评议、中医药技术方法操作等形式对实践技能和效果进行科学量化考核。专家人数应当为不少于五人的奇数。

第十三条　考核专家应当对参加考核者使用中医药技术方法的安全性进行风险评估，并针对风险点考核其安全风险意识、相关知识及防范措施。根据参加考核者使用的中医药技术方法分为内服方药和外治技术两类进行考核。

第十四条　内服方药类考核内容包括：医术渊源或者传承脉络、医术内容及特点；与擅长治疗的病证范围相关的中医基础知识、中医诊断技能、中医治疗方法、中药基本知识和用药安全等。

考核程序分为医术专长陈述、现场问答、诊法技能操作和现场辨识相关中药等。

考核专家应当围绕参加考核者使用的中药种类、药性、药量、配伍等进行安全性评估，根据风险点考核相关用药禁忌、中药毒性知识等。

第十五条　外治技术类考核内容包括：医术渊源或者传承脉络、外治技术内容及特点；与其使用的外治技术相关的中医基础知识、擅长治疗的病证诊断要点、外治技术操作要点、技术应用规范及安全风险防控方法或者措施等。

考核程序分为医术专长陈述、现场问答、外治技术操作等。

考核专家应当围绕参加考核者使用外治技术的操作部位、操作难度、创伤程度、感染风险等进行安全性评估，根据风险点考核其操作安全风险认知和有效防范方法等；外敷药物中含毒性中药的，还应当考核相关的中药毒性知识。

第十六条　治疗方法以内服方药为主、配合使用外治技术，或者以外治技术为主、配合使用中药的，应当增加相关考核内容。

第十七条　考核专家根据参加考核者的现场陈述，结合回顾性中医医术实践资料等，围绕相关病证的疗效评价关键要素进行分析评估并提问，对其医术专长的效果进行现场评定。必要时可采用实地调查核验等方式评定效果。

第十八条　经综合评议后，考核专家对参加考核者做出考核结论，并对其在执业活动中能够使用的中医药技术方法和具体治疗病证的范围进行认定。

第十九条　考核合格者，由省级中医药主管部门颁发《中医（专长）医师资格证书》。

第二十条　县级以上地方中医药主管部门应当加强对考核合格人员有关卫生和中

医药法律法规基本知识、基本急救技能、临床转诊能力、中医医疗技术相关性感染防控指南、传染病防治基本知识及报告制度、中医病历书写等知识的培训，提高其执业技能，保障医疗安全。

第四章　考核组织

第二十一条　省级中医药主管部门应当加强考核工作的组织领导，完善考核制度，强化考核工作人员和专家培训，严格考核管理，确保考核公平、公正、安全、有序进行。

第二十二条　省级中医药主管部门每年定期组织中医医术确有专长人员医师资格考核，考核时间应当提前三个月向社会公告。

第二十三条　省级中医药主管部门应当建立中医医术确有专长人员医师资格考核专家库。考核专家应当同时符合下列条件：

（一）中医类别执业医师；

（二）具有丰富的临床经验和技术专长，具备副主任医师以上专业技术职务任职资格或者从事中医临床工作十五年以上具有师承或者医术确有专长渊源背景人员；

（三）遵纪守法，恪守职业道德，公平公正，原则性强，工作认真负责。

第二十四条　根据参加考核人员申报的医术专长，由省级中医药主管部门在中医医术确有专长人员医师资格考核专家库内抽取考核专家。考核专家是参加考核人员的近亲属或者与其有利害关系的，应当予以回避。

第五章　执业注册

第二十五条　中医（专长）医师实行医师区域注册管理。取得《中医（专长）医师资格证书》者，应当向其拟执业机构所在地县级以上地方中医药主管部门提出注册申请，经注册后取得《中医（专长）医师执业证书》。

第二十六条　中医（专长）医师按照考核内容进行执业注册，执业范围包括其能够使用的中医药技术方法和具体治疗病证的范围。

第二十七条　中医（专长）医师在其考核所在省级行政区域内执业。中医（专长）医师跨省执业的，须经拟执业所在地省级中医药主管部门同意并注册。

第二十八条　取得《中医（专长）医师执业证书》者，即可在注册的执业范围内，以个人开业的方式或者在医疗机构内从事中医医疗活动。

第六章　监督管理

第二十九条　县级中医药主管部门负责对本行政区域内中医（专长）医师执业行

为的监督检查，重点对其执业范围、诊疗行为以及广告宣传等进行监督检查。

第三十条 中医（专长）医师应当参加定期考核，每两年为一个周期。定期考核有关要求由省级中医药主管部门确定。

第三十一条 县级以上地方中医药主管部门应当加强对中医（专长）医师的培训，为中医（专长）医师接受继续教育提供条件。

第三十二条 中医（专长）医师通过学历教育取得省级以上教育行政部门认可的中医专业学历的，或者执业时间满五年、期间无不良执业记录的，可以申请参加中医类别执业医师资格考试。

第三十三条 国家建立中医（专长）医师管理信息系统，及时更新中医（专长）医师注册信息，实行注册内容公开制度，并提供中医（专长）医师注册信息查询服务。

第七章 法律责任

第三十四条 参加中医医术确有专长人员资格考核的人员和考核工作人员，违反本办法有关规定，在考核过程中发生违纪违规行为的，按照国家医师资格考试违纪违规处理有关规定处罚；通过违纪违规行为取得《中医（专长）医师资格证书》、《中医（专长）医师执业证书》的人员，由发证部门撤销并收回《中医（专长）医师资格证书》、《中医（专长）医师执业证书》，并进行通报。

第三十五条 中医医术确有专长人员医师资格考核专家违反本办法有关规定，在考核工作中未依法履行工作职责的，省级中医药主管部门应当停止其参与考核工作；情节严重的，应当进行通报批评，并建议其所在单位依法给予相应的处分；存在其他违纪违规行为的，按照国家医师资格考试违纪违规处理有关规定处罚；构成犯罪的，依法追究刑事责任。

第三十六条 推荐中医医术确有专长人员的中医医师、以师承方式学习中医的医术确有专长人员的指导老师，违反本办法有关规定，在推荐中弄虚作假、徇私舞弊的，由县级以上中医药主管部门依法责令暂停六个月以上一年以下执业活动；情节严重的，吊销其医师执业证书；构成犯罪的，依法追究刑事责任。

第三十七条 中医（专长）医师在执业中超出注册的执业范围从事医疗活动的，由县级以上中医药主管部门责令暂停六个月以上一年以下执业活动，并处一万元以上三万元以下罚款；情节严重的，吊销其执业证书。造成患者人身、财产损害的，依法承担民事责任；构成犯罪的，依法追究刑事责任。

第八章 附 则

第三十八条 本办法实施前已经取得《乡村医生执业证书》的中医药一技之长人

员可以申请参加中医医术确有专长人员医师资格考核，也可继续以乡村医生身份执业，纳入乡村医生管理。自本办法施行之日起，不再开展中医药一技之长人员纳入乡村医生管理工作。

本办法实施前已经按照《传统医学师承和确有专长人员医师资格考核考试办法》规定取得《传统医学师承出师证》的，可以按照本办法规定，在继续跟师学习满两年后申请参加中医医术确有专长人员医师资格考核。

本办法实施前已经按照《传统医学师承和确有专长人员医师资格考核考试办法》规定取得《传统医学医术确有专长证书》的，可以按照本办法规定申请参加中医医术确有专长人员医师资格考核。

第三十九条 港澳台人员在内地以师承方式学习中医的，可在指导老师所在省、自治区、直辖市申请参加中医医术确有专长医师资格考核。

第四十条 《中医（专长）医师资格证书》和《中医（专长）医师执业证书》由国家中医药管理局统一印制。

第四十一条 本办法自2017年12月20日起施行。

附录三　针灸技术操作规范
第10部分　穴位埋线

1　范围

GB/T 21709 的本部分规定了穴位埋线的术语和定义、操作步骤与要求、注意事项和禁忌。

本部分适用于穴位埋线技术操作。

2　规范性引用文件

下列文件中的条款通过 GB/T 21709 的本部分的引用而成为本部分的条款。凡是注日期的引用文件，其随后所有的修改单（不包括勘误的内容）或修订版均不适用于本部分，然而，鼓励根据本标准达成协议的各方研究是否可使用这些文件的最新版本。凡是不注日期的引用文件，其最新版本适用于本部分。

GB 2024　针灸针

GB 15811　一次性使用无菌注射针

GB 15980　一次性使用医疗用品卫生标准

GB 15981　消毒与灭菌效果的评价方法与标准

YY 0043　医用缝合针

YY 1116　可吸收性外科缝线

YY/T 91148　腰椎穿刺针

3　术语和定义

下列术语和定义适用于 GB/T 21709 的本部分。

3.1

穴位　acupoint

人体脏腑经络之气输注于体表的特殊部位。

3.2

穴位埋线　thread-embedding applied to a point

将可吸收性外科缝线置入穴位内，利用线对穴位产生的持续刺激作用以防治疾病的方法。

3.3

线　thread

各种型号的可吸收性外科缝线。

3.4

套管针　trocar

内有针芯的管形针具。

3.5

埋线针 thread—embedding needle

一种针尖底部有一小缺口的专用埋线针具。

4　操作步骤与要求

4.1　施术前准备

4.1.1　工具选择

根据病情需要和操作部位选择不同种类和型号的埋线工具和医用线。其中套管针一般可由一次性使用无菌注射针配适当粗细的磨平针尖的针灸针改造而成。或用适当型号的腰椎穿刺针代替。也可以选用一次性成品注射埋线针，或其他合适的替代物。一次性使用无菌注射针应符合 GB 15811 的要求；针灸针应符合 GB 2024 的要求；腰椎穿刺针应符合 YY/T 91148 的要求；医用缝合针应符合 YY 0043 的要求；可吸收性外科缝线应符合 YY 1116 的要求。

4.1.2　穴位选择

根据患者病情选取适当的穴位。

4.1.3　体位选择

选择患者舒适、医者便于操作的治疗体位。

4.1.4　环境要求

应注意环境清洁卫生，避免污染。

4.1.5　消毒

4.1.5.1　器械消毒

根据材料选择适当的消毒或灭菌方法，应达到国家规定的医疗用品卫生标准以及消毒与灭菌标准，参见 GB 15981。一次性使用的医疗用品还应符合 GB 15980 的有关规定。

4.1.5.2　部位消毒

用0.5%的碘伏在施术部位由中心向外环行消毒。也可采用2%碘酒擦拭，再用75%乙醇脱碘的方法。

4.1.5.3　术者消毒

医生双手应用肥皂水清洗、流水冲净，再用75%乙醇或0.5%碘伏擦拭，然后戴无菌手套。

4.2　施术方法

4.2.1　套管针埋线法

对拟操作的穴位以及穴周皮肤消毒后取一段适当长度的可吸收性外科缝线，放入套管针的前端，后接针芯，用一手拇指和食指固定拟进针穴位。另一只手持针刺入穴位，达到所需的深度，施以适当的提插捻转手法，当出现针感后，边推针芯，边退针管，将可吸收性外科缝线埋植在穴位的肌层或皮下组织内。拔针后用无菌干棉球（签）按压针孔止血。

4.2.2　埋线针埋线法

在穴位旁开一定距离处选择进针点，局部皮肤消毒后施行局部麻醉。取适当长度的可吸收性外科缝线，一手持镊将线中央置于麻醉点上，另一手持埋线针，缺口向下压线，以15°~45°角刺入，将线推入皮内（或将线套在埋线针尖后的缺口上，两端用血管钳夹住，一手持针，另一手持钳，针尖缺口向下以15°~45°角刺入皮内）。当针头的缺口进入皮内后，持续进针直至线头完全埋入穴位的皮下，再适当进针后，把针退出，用无菌干棉球（签）按压针孔止血。宜用无菌敷料包扎，保护创口3~5天。

4.2.3　医用缝合针埋线法

在拟埋线穴位的两侧1~2cm处，皮肤消毒后施行局部麻醉。一手用持针器夹住穿有可吸收性外科缝线的皮肤缝合针，另一手捏起两局麻点之间的皮肤，将针从一侧局麻点刺入，穿过肌层或皮下组织，从对侧局麻点穿出，紧贴皮肤剪断两端线头，放松皮肤，轻揉局部，使线头完全进入皮下，用无菌干棉球（签）按压针孔止血。宜用无菌敷料包扎，保护创口3~5天。

5　注意事项

5.1　线在使用前可用适当的药液、生理盐水或75%乙醇浸泡一定时间，应保证溶液的安全无毒和清洁无菌。

5.2　操作过程应保持无菌操作，埋线后创面应保持干燥、清洁，防止感染。

5.3　若发生晕针应立即停止治疗，按照晕针处理。

5.4　穴位埋线后，拟留置体内的可吸收性外科缝线的线头不应露出体外，如果暴露体外，应给予相应处理，处理方法参见附录B。

5.5　本法的适应证以及疗程参见附录C。

5.6　埋线后应该进行定期随访，并及时处理术后反应。术后反应的处理方法参见附录D。

5.7　孕妇的小腹部和腰骶部，以及其他一些慎用针灸的穴位慎用埋线疗法。

5.8　患者精神紧张、大汗、劳累后或饥饿时慎用埋线疗法。

5.9　有出血倾向的患者慎用埋线疗法。

6　禁忌

6.1　埋线时应根据不同穴位选择适当的深度和角度，埋线的部位不应妨碍机体的正常功能和活动。应避免伤及内脏、脊髓、大血管和神经干，不应埋入关节腔内。

6.2　不应在皮肤局部有皮肤病、炎症或溃疡、破损处埋线。

6.3　由糖尿病及其他各种疾病导致的皮肤和皮下组织吸收及修复功能障碍者，不应使用埋线疗法。

附　录　A
（资料性附录）
穴位埋线常用麻醉方法——局部浸润麻醉

常用药物：0.25%～0.5%盐酸利多卡因注射液，50～300mg。

方法：在拟操作的部位皮内注药形成一皮丘。如需扩大范围，则再从皮丘边缘进针注药形成第二个皮丘，最终形成一连串皮丘带。故局麻药只有第一针刺入时才有痛感，此即为“一针技术”。必要时做分层注射，即由皮丘按解剖层次向四周及深部扩大浸润范围。每次注药前应回抽注射器，以免注入血管内。

附　录　B
（资料性附录）
穴位埋线后线头暴露体外的处理

B.1　如果采用的是套管针埋线，可将线头抽出重新操作。

B.2　如果采用的是缝合针埋线，有一端线头暴露，可用持针器将暴露的线头适度向外牵拉，用剪刀紧贴皮肤剪断暴露的，再用一手手指按住未暴露一端的线头部位，另一手提起剪断线头处的皮肤，可使线头置于皮下。如果两端线头均暴露在外，可先用持针器将一端暴露的线头适度向外牵拉，使另一端线头进入皮下后，再按照上述方法操作，使两端线头均进入皮下。

附 录 C
（资料性附录）
穴位埋线的适应证和疗程

应该根据疾病的特点、病人的病情选择适当的针灸方法。埋线疗法多用于治疗慢性疾病。

治疗间隔及疗程根据病情以及所选部位对线的吸收程度而定，间隔时间可为1个星期至1个月；疗程可为1~5次。

附 录 D
（资料性附录）
穴位埋线术后反应的处理

D.1 在术后1~5天内，由于损伤及线的刺激，埋线局部出现红、肿、热、痛等无菌性炎症反应，少数病人反应较重，伤口处有少量渗出液，此为正常现象，一般不需要处理。若渗液较多，可按疖肿化脓处理，进行局部的排脓、消毒、换药，直至愈合。

D.2 局部出现血肿，一般先予以冷敷止血，再行热敷消瘀。

D.3 少数病人可有全身反应，表现为埋线后4~24小时内体温上升，一般在38℃左右，局部无感染现象，持续2~4天后体温可恢复正常。如出现高热不退，应酌情给予消炎、退热药物治疗。

D.4 由于埋线疗法间隔时间较长，宜对埋线患者进行不定期随访，了解患者埋线后的反应，及时给出处理方案。

D.5 如病人对线过敏，治疗后出现局部红肿、瘙痒、发热等反应较为严重，甚至切口处脂肪液化、线体溢出，应适当做抗过敏处理，必要时切开取线。

本规范引自中国标准出版社2008年6月出版的中华人民共和国国家标准《针灸技术操作规范 第10部分 穴位埋线》（GB/T 21709.10—2008）

主要参考文献

[1] 杨才德，包金莲，张作佳，等. 针刺结合药物治疗面瘫320例疗效观察 [J]. 甘肃科技纵横，2006，35 (4)：240-241.

[2] 杨才德，宋建成，包金莲，等. 埋线治疗慢性疲劳综合征81例 [J]. 中国针灸，2007，27 (11)：843-844.

[3] 杨才德，宋建成，邱勇玉. 埋线减肥120例 [J]. 中国针灸，2007，(S1)：31-32.

[4] 杨才德，包金莲，宋建成. 埋线和针灸治疗慢性疲劳综合征疗效的临床观察 [J]. 甘肃科技纵横，2008，37 (2)：186.

[5] 张佐佳，杨才德. 肩背痛与恶性肿瘤临床体会 [J]. 甘肃科技纵横，2008，37 (4)：194.

[6] 杨才德，包金莲，宋建成，等. 穴位注线方法对慢性疲劳综合征80例疗效的临床研究 [J]. 世界中医药，2009，4 (3)：154-155.

[7] 焦松梅，杨才德，王海东，等. 针刀配合穴位注射治疗椎动脉型颈椎病临床观察 [J]. 世界中西医结合杂志，2010，5 (10)：883-885.

[8] 杨才德，宋建成，王海东. 针刀加腰椎加脊穴位注射治疗腰椎间盘突出症的临床研究 [J]. 中国针刀医学，2010，4 (4)：8-10.

[9] 杨才德. 浅谈综合医院中医康复科室的发展 [J]. 中国针刀医学，2010，4 (4)：103-104.

[10] 杨才德. 针刀治疗中的并发症及其防治措施 [J]. 中国针刀医学，2011，5 (18)：4-8.

[11] 杨才德，王玉明，薛有平，等. 平刃针埋线法治疗神经根性颈椎病疗效观察 [J]. 中医临床研究，2012，4 (21)：42-43.

[12] 杨才德，鱼灵会，于灵芝，等. 针刀枢椎棘突松解术的操作方法与理论依据 [J]. 中医学报，2013，28 (12)：96.

[13] 杨才德，鱼灵会，于灵芝，等. 针刀松解枢椎棘突对椎动脉型颈椎病疗效观察 [J]. 医药前沿，2013，3 (34)：70-71.

［14］杨才德，鱼灵会，赵惠，等．针刀治疗枢椎棘突综合征 102 例［J］．心血管病防治知识，2013，(10)：86－89.

［15］杨才德，包金莲，于灵芝，等．埋线针刀在美容操作中的注意事项［J］．医学美学美容，2014，8（8）：521.

［16］杨才德，包金莲，于灵芝，等．埋线针刀在美容中的操作技巧［J］．医学美学美容，2014，7（7）：69－70.

［17］杨才德，龚旺梅，包金莲，等．“三风穴”（风门、风市、风市前）为主埋线治疗慢性荨麻疹的疗效及其作用机理研究［J］．中国地方病防治杂志，2014，29（S2）：84.

［18］杨才德，李玉琴，龚旺梅，等．“三风穴”为主埋线治疗慢性荨麻疹 21 例及对 IgE 水平的影响［J］．中国中医药现代远程教育，2014，12（24）：70－72.

［19］杨才德，鱼灵会，于灵芝，等．针刀枢椎棘突松解术对椎动脉型颈椎病疗效评价［J］．世界中医药，2014，9（1）：89－91.

［20］杨才德，包金莲，李玉琴，等．穴位埋线疗法发展概况［J］．中国中医药现代远程教育，2015，13（1）：65－67.

［21］杨才德，包金莲，李玉琴，等．穴位埋线疗法的治疗机理［J］．中国中医药现代远程教育，2015，13（2）：67－71.

［22］杨才德，包金莲，李玉琴，等．穴位埋线疗法的历史沿革［J］．中国中医药现代远程教育，2015，13（3）：64－66.

［23］杨才德，包金莲，李玉琴，等．线体对折旋转埋线法—穴位埋线的新方法［J］．中国中医药现代远程教育，2015，13（4）：67－68.

［24］杨才德，包金莲，李玉琴，等．埋线针刀——穴位埋线的新武器［J］．中国中医药现代远程教育，2015，13（5）：63－64.

［25］杨才德，包金莲，李玉琴，等．高分子聚合物（PGLA 线）——穴位埋线的新希望［J］．中国中医药现代远程教育，2015，13（6）：67－67.

［26］杨才德，包金莲，李玉琴，等．穴位埋线的基本技法［J］．中国中医药现代远程教育，2015，13（7）：58－60.

［27］杨才德，赵达，于灵芝，等．星状神经节埋线术在美容中的临床应用［J］．中国慢性病预防与控制，2015，23（7）：187－188.

［28］杨才德，包金莲，龚旺梅，等．提插法是穴位埋线操作的基本手法［J］．中国中医药现代远程教育，2015，13（8）：71－72.

［29］杨才德，包金莲，龚旺梅，等．穴位埋线治疗呼吸系统疾病——慢性支气管炎［J］．中国中医药现代远程教育，2015，13（9）：69－70.

［30］杨才德，包金莲，龚旺梅，等．穴位埋线治疗呼吸系统疾病——哮喘［J］．中国中医药现代远程教育，2015，13（10）：63－64.

［31］杨才德，包金莲，龚旺梅，等．穴位埋线治疗呼吸系统疾病——过敏性鼻炎［J］．中国中医药现代远程教育，2015，13（11）：68－69.

［32］杨才德，赵达，于灵芝，等．星状神经节为主埋线治疗黄褐斑疗效观察［J］．中国针灸，2015，35（增刊1）：1－3.

［33］杨才德，赵达，于灵芝，等．手卡指压式星状神经节埋线术［J］．中国中医药现代远程教育，2015，13（12）：68－71.

［34］杨才德，赵达，于灵芝，等．蝶腭神经节埋线治疗过敏性鼻炎［J］．中国中医药现代远程教育，2015，13（13）：68－71.

［35］杨才德，赵达，于灵芝，等．穴位埋线治疗消化系统疾病——便秘［J］．中国中医药现代远程教育，2015，13（14）：68－71.

［36］杨才德，赵达，于灵芝，等．穴位埋线治疗消化系统疾病——溃疡性结肠炎［J］．中国中医药现代远程教育，2015，13（15）：62－63.

［37］杨才德，赵达，于灵芝，等．穴位埋线治疗消化系统疾病——胃炎［J］．中国中医药现代远程教育，2015，13（16）：80－81.

［38］杨才德，赵达，于灵芝，等．穴位埋线治疗心律失常［J］．中国中医药现代远程教育，2015，13（17）：80－81.

［39］杨才德，赵达，于灵芝，等．穴位埋线治疗失眠［J］．中国中医药现代远程教育，2015，13（18）：81－82.

［40］杨才德，赵达，于灵芝，等．穴位埋线治疗高脂血症［J］．中国中医药现代远程教育，2015，13（19）：74－76.

［41］杨才德，赵达，于灵芝，等．穴位埋线治疗高血压病［J］．中国中医药现代远程教育，2015，13（20）：874－75.

［42］杨才德，赵达，于灵芝，等．穴位埋线治疗运动系统疾病——骨性关节炎［J］．中国中医药现代远程教育，2015，13（21）：86－88.

［43］杨才德，赵达，于灵芝，等．穴位埋线治疗运动系统疾病—颈椎病［J］．中国中医药现代远程教育，2015，13（22）：74－76.

［44］杨才德，赵达，于灵芝，等．穴位埋线治疗运动系统疾病—梨状肌综合征［J］．中国中医药现代远程教育，2015，13（23）：69－70.

［45］杨才德，于灵芝．埋线法，小线头牵动大社会［J］．大众医学，2016，5：13－14.

［46］杨才德，赵达，包金莲，等．八会穴为主埋线治疗膝骨性关节炎临床疗效观

察［J］. 中华临床医师杂志（电子版），2016，6：39－40.

［47］包金莲，杨才德，于灵芝，等. 星状神经节为主埋线治疗慢性荨麻疹临床疗效以及对IgE水平的影响［J］. 中国妇幼健康研究，2016，1（27）：206－207.

［48］高敬辉，杨才德，缪晓兰，等. 杨氏3A＋疗法枕五针治疗颈性头痛［J］. 中国中医药现代远程教育，2016，14（8）：111－113.

［49］马重兵，杨才德，宋建成，等. 杨氏3A＋疗法治疗颈肩腰腿痛临床机理研究［J］. 中国中医药现代远程教育，2016，14（8）：104－107.

［50］马重兵，杨才德，卫哲，等. "三风穴"为主埋线治疗慢性荨麻疹30例［J］. 中国中医药现代远程教育，2016，14（9）：107－109.

［51］卫哲，杨才德，马重兵，等. "三风穴"为主穴位埋线对慢性荨麻疹患者血清IFN－r的影响［J］. 中国中医药现代远程教育，2016，14（10）：106－108.

［52］李登科，杨才德，宋建成，等. 杨氏3A＋"项五针"埋线针刀治疗肩胛提肌损伤［J］. 中国中医药现代远程教育，2016，14（11）：110－112.

［53］陆天宝，杨才德，包金莲，等. 杨氏3A＋疗法"菱五针"埋线针刀治疗菱形肌损伤［J］. 中国中医药现代远程教育，2016，14（12）：111－113.

［54］芦红，杨才德，包金莲，等. 杨氏3A＋疗法"损五针"埋线针刀治疗腰肌劳损疼痛临床观察［J］. 中国中医药现代远程教育，2016，14（13）：104－106.

［55］杨永兵，杨才德，包金莲，等. 杨氏3A＋疗法"臀五针"埋线针刀治疗臀中肌损伤［J］. 中国中医药现代远程教育，2016，14（14）：109－111.

［56］宋建成，杨才德，李登科，等. 杨氏3A＋疗法"椎五针"埋线针刀治疗椎动脉型颈椎病［J］. 中国中医药现代远程教育，2016，14（115）：108－110.

［57］于灵芝，杨才德，宋建成，等. 杨氏3A＋疗法"冈五针"为主埋线针刀治疗肩周炎［J］. 中国中医药现代远程教育，2016，14（16）：109－111.

［58］祁文，杨才德，包金莲，等. 杨氏3A＋疗法"颈五针"埋线针刀治疗神经根型颈椎病［J］. 中国中医药现代远程教育，2016，14（17）：96－98.

［59］高敬辉，杨才德，缪晓兰，等. 杨氏3A＋"椎五针"埋线针刀治疗颈性眩晕疗效观察［J］. 中国中医药现代远程教育，2016，14（18）：93－95.

［60］朱晓玲，杨才德，罗会用，等. 穴位埋线疗法治疗单纯性肥胖30例［J］. 中国中医药现代远程教育，2016，14（19）：88－90.

［61］侯玉玲，杨才德，路勇，等. 杨氏3A＋疗法"膝五针"埋线针刀治疗膝骨关节炎［J］. 中国中医药现代远程教育，2016，14（20）：97－99.

［62］杨才德，赵达，包金莲，等. 八会穴为主埋线对膝骨性关节炎患者临床症状的影响［J］. 中国实用内科杂志，2016，36（7）：177－179.

[63] 杨才德，包金莲，马重兵. 俞募合配穴埋线对高脂血症患者高低密度脂蛋白胆固醇的影响 [J]. 中华肿瘤防治杂志，2016，23 (S2)：312－315.

[64] 常建全，杨才德. 杨氏 3A＋疗法“项五针”埋线针刀治疗项韧带钙化 [J]. 中国中医药现代远程教育，2016，14 (21)：91－93.

[65] 田瑞瑞，杨才德，宋建成，等. 杨氏 3A＋疗法“膝五针”埋线针刀治疗髌下脂肪垫损伤临床观察 [J]. 中国中医药现代远程教育，2016，14 (22)：107－110.

[66] 张玉忠，杨才德，包金莲，等. 杨氏 3A＋疗法“枕五针”埋线针刀治疗枕神经性头痛临床观察 [J]. 中国中医药现代远程教育，2016，14 (23)：102－104.

[67] 李冲锋，杨才德，包金莲，等. 杨氏 3A＋疗法“突五针”埋线针刀治疗腰椎间盘突出症 [J]. 中国中医药现代远程教育，2016，14 (24)：103－105.

[68] 王立红，杨才德，包金莲，等. 杨氏 3A＋疗法“枕五针”埋线针刀治疗枕大神经及枕小神经痛 [J]. 中国中医药现代远程教育，2017，15 (1)：114－116.

[69] 杨才德，赵达，包金莲. 八会穴为主埋线对膝骨性关节炎患者生存质量的影响 [J]. 中国中医药现代远程教育，2017，15 (2)：113－114.

[70] 马婷雪，陈娟娟，杨才德. 星状神经节埋线为主治疗荨麻疹的疗效观察[J]. 中国中医药现代远程教育，2017，15 (3)：111－113.

[71] 陈娟娟，马婷雪，杨才德. 手卡指压式星状神经节埋线为主治疗哮喘 30 例 [J]. 中国中医药现代远程教育，2017，15 (4)：112－113.

[72] 韩玉雪，杨才德. 杨氏 A＋疗法掌五针埋线针刀治疗狭窄性腱鞘炎临床观察 [J]. 中国中医药现代远程教育，2017，15 (5)：106－108.

[73] 马列胜，杨才德. 杨氏 HA＋疗法“压五针”穴位埋线治疗原发性高血压临床观察 [J]. 中国中医药现代远程教育，2017，15 (6)：103－105.

[74] 李彦蓉，张伟强，杨才德，等. 杨氏 3A＋疗法“菱五针”埋线针刀治疗背肌筋膜炎 [J]. 中国中医药现代远程教育，2017，15 (7)：102－103.

[75] 冯广君，杨才德. 杨氏 3A＋疗法“糖五针”埋线针刀治疗 2 型糖尿病临床观察 [J]. 中国中医药现代远程教育，2017，15 (8)：108－110.

[76] 刘文韬，杨才德. 杨氏 3H＋疗法风五针埋线针刀治疗中风后遗症临床观察 [J]. 中国中医药现代远程教育，2017，15 (9)：104－106.

[77] 祁文，杨才德. 杨氏 3A＋疗法“椎五针”埋线针刀治疗枢椎棘突综合征疗效观察 [J]. 中国中医药现代远程教育，2017，15 (10)：103－105.

[78] 刘建军，杨才德. 杨氏脂五针埋线针刀治疗高脂血症临床观察 [J]. 中国中医药现代远程教育，2017，15 (11)：119－121.

[79] 杨才德，于灵芝. 从快速康复外科到快速康复医学埋线针刀等中医适宜技术

在 ERAD 中的作用 [J]. 中国中医药现代远程教育，2017，15（12）：116－119.

[80] 马重兵，杨才德．杨氏 3A＋疗法“肘五针”埋线针刀治疗肱骨外上髁炎临床观察 [J]. 中国中医药现代远程教育，2017，15（13）：99－101.

[81] 李登科，杨才德．杨氏 3A＋疗法“肘五针”埋线针刀治疗肱骨内上髁炎临床观察 [J]. 中国中医药现代远程教育，2017，15（14）：113－115.

[82] 常建全，杨才德，包金莲．杨氏 3A＋疗法项五针埋线针刀治疗项韧带钙化 [J]. 中国中医药现代远程教育，2017，15（15）：119－120.

[83] 宋建成，杨才德．杨氏 3A＋疗法“臀五针”埋线针刀治疗臀肌筋膜炎疗效观察 [J]. 中国中医药现代远程教育，2017，15（16）：109－111.

[84] 高敬辉，杨才德，金芝萍．杨氏 3A＋“足五针”埋线针刀治疗跟骨骨刺临床疗效观察 [J]. 中国中医药现代远程教育，2017，15（17）：104－106.

[85] 王双平，杨才德．杨氏 3A＋“腘五针”埋线针刀治疗腘肌损伤疗效观察 [J]. 中国中医药现代远程教育，2017，15（18）：107－109.

[86] 杨才德，马重兵，辛仲宏．杨氏埋线针刀直达迷走神经后侧的进针角度深度研究——CT 观察正常人寰椎横突尖与迷走神经及周围组织之距离 [J]. 中国中医药现代远程教育，2017，15（19）：111－114.

[87] 杨永兵，杨才德．杨氏 3A＋疗法“肘五针”埋线针刀治疗肘尺管综合征疗效观察 [J]. 中国中医药现代远程教育，2017，15（20）：109－111.

[88] 肖菊层，杨才德．杨氏 3A＋疗法“肘五针”埋线针刀治疗尺骨鹰嘴滑囊炎疗效观察 [J]. 中国中医药现代远程教育，2017，15（21）：100－102.

[89] 王立红，杨才德．杨氏 3A＋“足五针”埋线针刀治疗跖管综合征临床疗效观察 [J]. 中国中医药现代远程教育，2017，15（22）：124－126.

[90] 陆天宝，杨才德．杨氏 3A＋疗法“腘五针”埋线针刀治疗腓肠肌损伤临床观察 [J]. 中国中医药现代远程教育，2017，15（23）：111－113.

[91] 李冲锋，杨才德．杨氏 3A＋疗法“肘五针”埋线针刀治疗旋前圆肌综合征临床观察 [J]. 中国中医药现代远程教育，2017，15（24）：112－114.

[92] 吴统玲，杨才德．杨氏 3A＋“腘五针”埋线针刀治疗膝痛症疗效观察 [J]. 中国中医药现代远程教育，2018，16（1）：117－119.

[93] 杨才德，包金莲，马重兵，等．俞募合配穴埋线对高脂血症患者总胆固醇及甘油三酯的影响 [J]. 中国中医药现代远程教育，2018，16（2）：115－117.

[94] 杨才德，马重兵．穴位埋线等中医药治疗过敏性鼻炎新进展 [J]. 中国中医药现代远程教育，2018，16（3）：113－116.

[95] 芦文娟，杨才德．枢椎棘突综合征诊断标准 [J]. 中国中医药现代远程教

育，2018，16（4）：117－120.

［96］杜蓉，杨才德．埋线针刀股骨小转子松解术及其临床意义［J］．中国中医药现代远程教育，2018，16（5）：114－116.

［97］高敬辉，杨才德，马重兵，等．星状神经节为主埋线对高血压病患者 Ang Ⅱ、ALD 的影响［J］．中国中医药现代远程教育，2018，16（6）：1127－130.

［98］方朝敏，杨才德．杨氏 3A＋疗法“眩五针”治疗颈性眩晕临床观察［J］．中国中医药现代远程教育，2018，16（7）：124－126.

［99］金芝萍，杨才德，高敬辉，等．杨氏 3A＋疗法“胖五针”穴位埋线治疗单纯性肥胖临床观察［J］．中国中医药现代远程教育，2018，16（8）：120－122.

［100］马婷雪，杨才德．穴位埋线等中医药治疗荨麻疹新进展［J］．中国中医药现代远程教育，2018，16（9）：123－132.

［101］王双平，杨才德，高敬辉，等．杨氏 3A＋埋线针刀特色疗法整体观念治疗方式初探［J］．中国中医药现代远程教育，2018，16（10）：123－126.

［102］高敬辉，杨才德，王双平，等．中西医治疗高血压的研究进展［J］．中国中医药现代远程教育，2018，16（11）：117－120.

［103］周勇，杨才德．杨氏 3＋疗法“椎五针”埋线针刀治疗后循环缺血性眩晕临床观察［J］．中国中医药现代远程教育，2018，16（12）：1124－126.

［104］赵晶，杨才德，郭立君．杨氏 3＋疗法胃五针穴位埋线治疗功能性消化不良临床观察［J］．中国中医药现代远程教育，2018，16（13）：126－128.

［105］高敬辉，杨才德，王双平，等．杨氏 3＋疗法经五针穴位埋线治疗原发性痛经临床观察［J］．中国中医药现代远程教育，2018，16（14）：132－136.

［106］杨永兵，杨才德．三点一线式蝶腭神经节埋线术治疗变应性鼻炎［J］．中国中医药现代远程教育，2018，16（15）：124－126.

［107］梁建军，刘伯飞，于守金，等．埋线疗法及其治疗颈椎病的临床观察［J］．中国中医药现代远程教育，2018，16（16）：120－122.

［108］陈娟娟，杨才德．应用“眠五针”穴位埋线治疗失眠临床观察［J］．中国中医药现代远程教育，2018，16（17）：127－129.

［109］朱晓玲，罗会用，李信明，等．针灸推拿配合撳针治疗颈源性头痛的临床观察［J］．中国中医药现代远程教育，2018，16（19）：118－120.

［110］王双平，杨才德，高敬辉，等．星状神经节作用机制——高血压调节机制的研究［J］．中国中医药现代远程教育，2018，16（20）：122－124.

［111］刘建军，杨才德．星状神经节作用机制——对疼痛的调节机制的研究［J］．中国中医药现代远程教育，2018，16（21）：126－127.

［112］任永祥，杨才德．应用星状神经节埋线为主治疗颈椎病的临床研究［J］．中国中医药现代远程教育，2018，16（22）：128－130.

［113］高敬辉，杨才德，王双平，等．星状神经节作用机制——对肥胖症的调节机制的研究［J］．中国中医药现代远程教育，2018，16（23）：153－155.

［114］米甲龙，杨才德．杨氏 3A＋疗法“颈五针”埋线针刀治疗颈源性高血压临床体会［J］．中国中医药现代远程教育，2018，16（24）：125－127.

［115］鱼旺，杨才德．星状神经节埋线为主治疗慢性胃炎临床观察［J］．中国中医药现代远程教育，2019，17（1）：105－107.

［116］王江，杨才德，高敬辉．调节内脏运动神经功能是埋线针刀疗法的独特模式［J］．中国中医药现代远程教育，2019，17（2）：106－108.

［117］王功命，杨才德．星状神经节埋线为主治疗神经性皮炎临床观察［J］．中国中医药现代远程教育，2019，17（3）：94－96.

［118］鲁作晶，杨才德．技术操作规范是埋线针刀疗法的有效保障［J］．中国中医药现代远程教育，2019，17（4）：97－99.

［119］李文华，杨才德．星状神经节埋线为主治疗慢性腹泻临床观察［J］．中国中医药现代远程教育，2019，17（5）：87－89.

［120］陶磊，杨才德．杨五针是穴位埋线疗法的新处方［J］．中国中医药现代远程教育，2019，17（6）：78－80.

［121］王莹，杨才德．星状神经节埋线为主治疗交感神经型颈椎病临床观察［J］．中国中医药现代远程教育，2019，17（7）：99－101.

［122］李亚妮，杨才德．星状神经节埋线为主治疗肠易激综合征临床观察［J］．中国中医药现代远程教育，2019，17（8）：71－73.

［123］徐宁粒，杨才德．星状神经节埋线为主治疗湿疹临床观察［J］．中国中医药现代远程教育，2019，17（9）：89－90.

［124］李冲锋，杨才德．星状神经节埋线为主治疗心悸临床观察［J］．中国中医药现代远程教育，2019，17（10）：107－109.

［125］王范德，杨才德．埋线针刀临床路径是埋线针刀疗法的规范之路［J］．中国中医药现代远程教育，2019，17（11）：106－108.

［126］李登科，严兴科，杨才德．四级基地建设是穴位埋线技术推广的新模式［J］．中国中医药现代远程教育，2019，17（12）：74－76.

［127］杜芙，冯广君，杨才德．星状神经节埋线治百病是经典的“西体中用”［J］．中国中医药现代远程教育，2019，17（13）：123－124.

［128］刘文韬，杨才德．星状神经节埋线为主治疗肠易激综合征的临床观察［J］．

中国中医药现代远程教育，2019，17（14）：88－89.

［129］童迅，杨才德．星状神经节埋线治疗为主治疗抑郁症障碍临床观察［J］．中国中医药现代远程教育，2019，17（15）：90－92.

［130］唐卫峰，杨才德．前列腺埋线技术及其临床意义［J］．中国中医药现代远程教育，2019，17（16）：79－81.

［131］芦红，杨才德．星状神经节为主埋线治疗围绝经期综合征临床观察［J］．中国中医药现代远程教育，2019，17（17）：81－83.

［132］何保仪．中国针灸［M］．郑州：河南人民出版社，1975.

［133］杨庆云．针灸治疗百病荟萃［M］．成都：四川科技出版社，1989.

［134］温木生．实用穴位埋线疗法［M］．北京：中国医药科技出版社，1991.

［135］于庆文．中国针灸配穴疗法［M］．贵阳：贵州科技出版社，1995.

［136］张仁．最新针灸治疗［M］．上海：文汇出版社，1998.

［137］李道生．新编针灸治疗学［M］．北京：人民卫生出版社，1998.

［138］柳百智．针刀医学临床问题诊治［M］．北京：人民卫生出版社，2015.

［139］陈德成．中国针灸独穴疗法［M］．长春：吉林科技出版社，2000.

［140］崔瑾，杨孝芳．穴位埋线疗法［M］．北京：中国中医药出版社，2002.

［141］陆健．埋线针疗学［M］．长春：吉林科技出版社，2004.

［142］王庆文．中国针灸配穴疗法［M］．贵阳：贵州科技出版社，1995.

［143］高忻洙．实用针灸学词典［M］．南京：江苏科技出版社，1996.

［144］马立根．针灸的特殊功能——双向调节［J］．中国针灸，2000，22（6）：423－425.

［145］胡有谷．腰椎间盘突出症［M］．北京：人民卫生出版社，1999.

［146］江晓霁．火针治疗面肌痉挛疗效观察［J］．中国针灸，2007，27（7）：509.

［147］马立昌．微创穴位埋线实用技术［M］．北京：中国医药科技出版社，2011.

［148］庞继光．针刀医学基础与临床［M］．深圳：海天出版社，2006.

［149］杨才德，雒成林．穴位埋线疗法［M］．北京：中国中医药出版社，2015.

［150］杨才德．星状神经节埋线治百病［M］．北京：中国中医药出版社，2017.

［151］杨才德，高敬辉，刘文韬．埋线针刀治疗学［M］．北京：中国中医药出版社，2018.

［152］杨才德．埋线针刀技术操作规范［M］．北京：中国中医药出版社，2018.

［153］杨才德．埋线针刀百问百答［M］．北京：中医古籍出版社，2016.